はじめに

◎膝痛という〝老後の不安〟を抱えていませんか

階段を上ったり下りたりすると、膝が痛むようになった。
椅子から立ちあがるときに膝が痛んで、時間がかかってしまう。
歩きはじめは、膝が痛くて、最初の一歩がつらい……。

みなさんの中には、このように「今まで当たり前にできていた動作がしづらくなった」という経験をお持ちの方が多いのではないでしょうか？　膝の痛みは40～50代から出始めることが多く、この年代になると継続的な痛みとまではいかなくても、「ときどき、膝の内側がチクチク痛む」という不調を感じている方がたくさんいます。
男女の割合でみると、女性7割：男性3割というところです。女性のほうに多いのは、女性は関節がやわらかいので悪いクセがつきやすいというのが理由のひとつ。もうひとつは、女性は病院に行くことに抵抗がないので顕在化しやすく、男性は痛みがあっても我慢してしまうので数字に表れないという現状があるからです。

しかし、膝の痛みは、我慢していていいものでしょうか？　たしかに、膝痛で命を落とすことはないかもしれませんが、**痛みの放置の先にあるのは、〝寝たきりの老後がやってくる〟という現実です。**膝が痛いと歩きにくくなり、やがて歩けなくなるというのは目に見えていることです。

膝痛は命にはかかわりませんが、寿命を短くする要因なのです。あなたが今、膝の具合が悪いと感じているのであれば、すでに、「将来、寝たきりになるかどうかの崖っぷちに立っている」といっても過言ではありません。

まず、今の自分の膝の症状をチェックすることが急務。次ページのチェックテストを行ってみてください。

◎膝痛チェックリスト

以下の質問に、「はい」「いいえ」で答えてください。

1 仰向けに寝て膝を伸ばすと、膝の裏が床につかない。
2 ズボンの膝の裏を見ると、折りジワが強くついている。
3 正座ができない。
4 階段の上り下りをすると、膝が痛む。
5 膝の曲げ伸ばしでパキッと音がする。
6 足の裏にマメがある、または、硬くなっている部分がある。
7 靴底を見ると、とくに後ろの外側が減っている。
8 足を伸ばして床に座ると、膝のお皿とつま先が外側を向く。
9 肩こりや腰痛を患った経験がある、または、猫背といわれたことがある。
10 冷え症である。

あなたは「はい」の数がいくつありましたか？　数が多いほど、現在、膝痛を抱えているか、その予備軍である可能性は高くなります。

とくに、1～4の質問に「はい」と答えた方は、すでに膝痛があるでしょう。病院を受診している方であれば、「変形性膝関節症」と診断されているはず。

5～10の質問に「はい」と答えた方は、まだ、膝痛は出ていないかもしれません。しかし、膝を動かしづらいという不安があったり、足の形が「O脚」になっている（もしくは、子どものころからO脚）という方が多いでしょう？　そうした方は、膝痛予備軍といえます。9～10の質問のように、直接、膝痛に関係ないことも、実は、膝痛の〝芽〟になっているのです。

日本では、現在、膝痛患者は、予備軍も含めると2500万人もいると推測されています。国民の5人に1人は、膝痛患者もしくは予備軍ということです。その点からみると、膝痛は、誰にでも起こり得る症状だということがわかります。

チェックリストで、自分が予備軍であると気づいた方はラッキーだと思ってください。早いうちから自分の〝弱点〟に気づき、適切なケアをすることが、膝を長持ちさせるためにとても大切だからです。現在、膝痛があるという方も、自分で治せる方法に出合えてよかったですね。今後の老後のあり方がガラリと変わってくるはずです。

◎膝痛は「首→腰」の最後にくる〝関連痛〟

私は東京・王子で「さかいクリニックグループの治療院」を開業しており、14年もの間、日々、多くの患者さんに接してきました。おかげさまで、全国から毎日、170人もの方が来院されるので（膝痛の患者さんはそのうち4割ぐらい、男女比率は女性が8割）、治療者として、本当にたくさんの症例を診られる結果になりました。

すると、目の前の患者さんの痛みをとることに専心しながらも、「なぜ、膝痛が起こるのか？」「一度痛みが起きたら、なぜ、なかなか治らないのか？」という根本的な問題について考えざるを得ませんでした。そして、多くの症例を診ているうちに、ある共通項を発見することとなりました。

その答えは、問診の際の患者さんの言葉の中にあったのです。膝痛の患者さんは一様に、「膝も痛いが、腰が痛い」もしくは「かつて腰が痛かった時期がある」と話すのです。データをとったわけではないので、あくまで私の経験値から導かれる答えですが、「膝痛と腰痛は関連がある」ということがわかりました。

さらに詳しく聞いてみると、「膝が痛い人は、首や肩も痛い（もしくは痛かった）」という共通項も見えてきたのです。これを整理すると、**関節の痛みの連鎖は「首→腰→膝」という流れでつながっている**ということでした。

つまり、**首、腰、膝という体の中で重要な役目を果たす関節の痛みは、「関連痛」として見るべきだ、ということを示唆していたのです。実際に、そういう視点で治療にあたると、「関連痛」が生まれる原因もわかってきました。**

答えは「姿勢の悪さ」でした。つまり「姿勢を正せば、関連痛は予防できるし、解消できる」ということです。というと、ものすごく基本的なことだと思われるかもしれません。しかし、当時はこうした関節の痛みの原因として、誰も「姿勢」に着目していなかったのです。腰は腰、膝は膝といった、分断された治療法しかありませんでした。

それでは、なかなか痛みを解消することはできません。「姿勢」という根本的な治療をしていなかったからです。

◎「関節の老化」はウソ！　よく伸ばせば、膝は長持ちする

膝の痛みというと、一般的にはよく「もう年だからしかたない」といわれます。患者さん自身も「年だから……」といって、あきらめている方がたくさんいます。しかし、年をとると、誰にでも膝の痛みが出るわけではありません。よく「関節は老化する」といいますが、これもウソだと思います。

たしかに、筋肉は年齢とともに衰えていくでしょう。高齢になって、若いころの筋肉量を保つことはかなり難しいものです。しかし、関節は違います。**膝の関節に特化していえば、「きちんと伸ばす」ということを意識して続けていれば、可動域《かどういき》（関節が動く範囲）を若いときと同じ状態に保つことができるのです。**

立っているとき、膝に意識を向けていないと、子どもでない限り、膝は自然に曲がってしまうものです。そうして無意識のうちに悪い姿勢をとっていると、膝だけでなく、首や腰といった体のあちこちの関節に悪影響を与え、結果、痛みを発症してしまうのです。だから、膝をきちんと伸ばすことによって姿勢を正すことが、全身を若く、健康に保つため

には非常に重要なのです。

こういうと、「意外と簡単だ」と思われるでしょうか？　そうです、膝の痛みを解消することは意外と簡単なのです。しかし、そうした「簡単」とか「基本」と思われているこ とが、きちんとできていないのが現状なのです。

この本で提唱している膝の痛みを解消する方法は、膝を通し、全身を見て治療していく治療法です。ラッキーなことに、**膝は、体にたくさんある関節のうち、自分でコントロールしやすく、かつ、いちばん治療の即効性が高いところです。そして、自分でできる「膝の痛み解消法」を行っていると、自然に首や腰の痛みもとれて、全身がスッキリと健やかに整ってきます。**

私はその方法を日々、患者さんにお伝えし、実際に数えきれないほどの方が我が治療院を〝卒業〟していかれました。だから、自信をもってお勧めすることができるのです。すでに、通院している方も、〝病院と永遠におさらば〟しましょう。

酒井慎太郎

膝をきちんと伸ばしなさい！　目次

第2章　膝痛の原因！　知って得するメカニズム

第3章　「膝をきちんと曲げて伸ばすだけ」で完治する

第4章　毎日の生活習慣を変えるQ&A

第5章 膝を伸ばすだけでアンチエイジング！

第1章

老化は「首→腰→膝」の順にやってくる

レントゲン、湿布剤、痛み止めだけに頼るな

すでに、膝痛を抱えているみなさんの悩みといえば、

「痛みがあるから思うように動けない」「行動範囲が狭くなっていく」

ということでしょう。また、

「通院してもよくならない」「そもそも通院がめんどうくさい」

というのも大きい悩みではないでしょうか？

膝に痛みがあって整形外科などの病院を受診すると、膝のレントゲン（X線）検査をし、その骨の具合から「変形性膝関節症」と診断されるのが一般的です。そして、初期の段階――階段を下りるのがつらいとか、立ち上がるときに痛むという症状――であれば、湿布剤で痛みを抑えることから治療が始まります。

しかし、痛みは収まらない場合がほとんどです。みなさんも同様だと思いますが、最初

のうちは痛みが収まったり、また出たりという一進一退を繰り返します。そして、だんだんと進行していきます。たまに痛む程度だったのが、しょっちゅう痛むようになり、痛みが強くなり、さらに膝に水がたまって腫《は》れたりするのです。

すると、痛みを抑えるために、膝にステロイド剤を注射したり、膝にたまった水を注射で抜いたりします。膝関節の潤滑液の代わりとなるヒアルロン酸を注入する治療法もあります。

膝痛で通院していると、こうした治療法を経験済みの場合も多いでしょう。しかし、何回治療をしても、しばらくすると痛みが復活し、一向に快方に向かう気配が見えないのが、膝痛のつらいところです。痛みがあると病院に行くこと自体が大変ですし、膝の注射はかなり痛いので、誰にとっても気分がふさぐものです。

「いつになったら治るのか」「このまま、ひどくなる一方ではないか……」

私の治療院を訪れる患者さんにお話を聞いていると、みなさん、不安を抱えているのがよくわかります。

しかし、膝が痛いからといって、湿布剤や痛み止め（ステロイド剤など）にずっと頼っていては、なかなか痛みから抜け出すことができません。なぜなら、**湿布剤やステロイド剤は痛みをとることを目的とした「対症療法」であり、膝の具合の悪さそのものを治そうという「根本治療」と言いきれないからです。**

そもそも、レントゲン検査で骨の状態を調べ、膝の骨が変形していることがわかったから変形性膝関節症かといえば、必ずしもそうではないのです。骨はかなり変形しているけれど、ほとんど痛みを感じない人のデータはたくさんあると言われます。反対に強い痛みを訴えているにもかかわらず、骨はさほど変形していないという症例が山ほどあります。

膝痛というのは一体何なのか——、という問いに対する答えは、まだ解明されていないというのが、現代医療の現状です。

だから、「病院で変形性膝関節症だと診断された」という人も、受診していないけれど、「たぶん変形性だろう」と自己診断している方も、**まず、変形性膝関節症だという思いこみを捨てるところから始めていただきたい。なぜなら、思いこみを捨てれば——つまり、変形性膝関節症にまつわる常識的な治療法をいったん断ち切ってみれば——、膝痛が治る可能性が格段に上がるからです。**

今までの常識にとらわれていては、膝痛は治りません。

「安静」では治らない！現代医療の落とし穴

痛みに対するいちばん一般的な治療法は何だかおわかりでしょうか？　それは「痛む部位を動かさない」ということです。ぎっくり腰を例にとるとわかりますが、急激な痛みに襲われた場合、「とりあえず2〜3日は、できるだけ腰を動かさないで安静にしている」というのが正しい治療法です。

それは、膝関節の場合も同じです。たとえば、事故やケガなどで膝を痛めたというときは、しばらくの間、安静にして強い痛みが引くのを待ちます。もちろん、それが理にかなった治療法です。

しかし、変形性膝関節症のように、ジワジワと違和感や小さい痛みが現れてきて、それが強い痛みにつながっていくものも、ずっと安静にしていていいのでしょうか？

答えは「NO」です。私が日々、治療院でたくさんの患者さんを診させていただいた経験からすると、「安静にしているから痛みが長引く」のです。

たしかに、膝が痛いのに動かすのは怖いことです。常に曲がっている膝を無理に伸ばそうとするより、曲げたままでいたほうが安心ですし、痛みを感じないですみます。そのため、サポーターや包帯、テーピングなどで膝を保護する治療法があります。これは、痛む場所（膝痛の場合は膝）を動かさないことで痛みから守っているわけです。

また、寝るときには、膝の下に枕を置き、足を「く」の字にして眠るといいといわれ、実践しているという患者さんもいます。この場合も、痛い膝を無理に伸ばすのではなく、曲げたままにしておくほうが痛まないというのが理由です。

しかし、「安静」にしているからこそ、痛みが解消されないのです。安静という治療法で、膝痛を治すことはなかなかできません。

現代医療の治療方法を否定しているわけではありません。しかし、慢性的な膝痛に関していえば、現代医療で解明されていることは１００％のうち30％ぐらいではないかと考えています。高度に発達した現代医療をもってしても、膝痛の原因や治療法は取り残されたままになっていると感じます。

膝痛が進み、水抜きやヒアルロン酸などの注射で対処できなくなると、最終的には、手

膝の下に枕を置いて寝るのはNG

痛い膝を伸ばさないよう「安静」にするから、
膝痛が治らない。

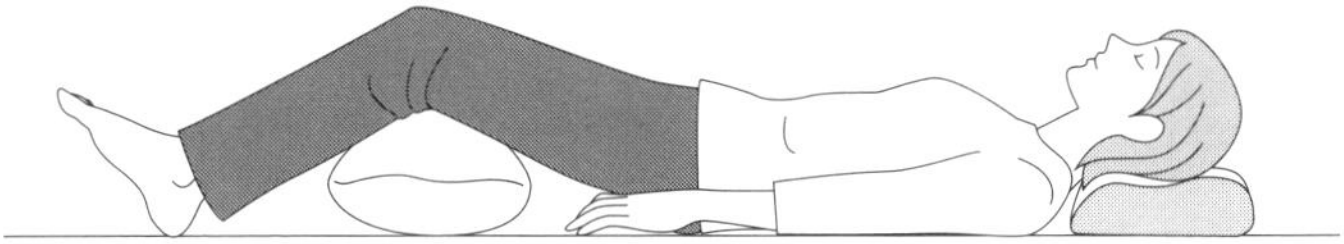

膝を伸ばさずに寝ていると、膝とつま先が外に開き、
O脚が固定されてしまう。

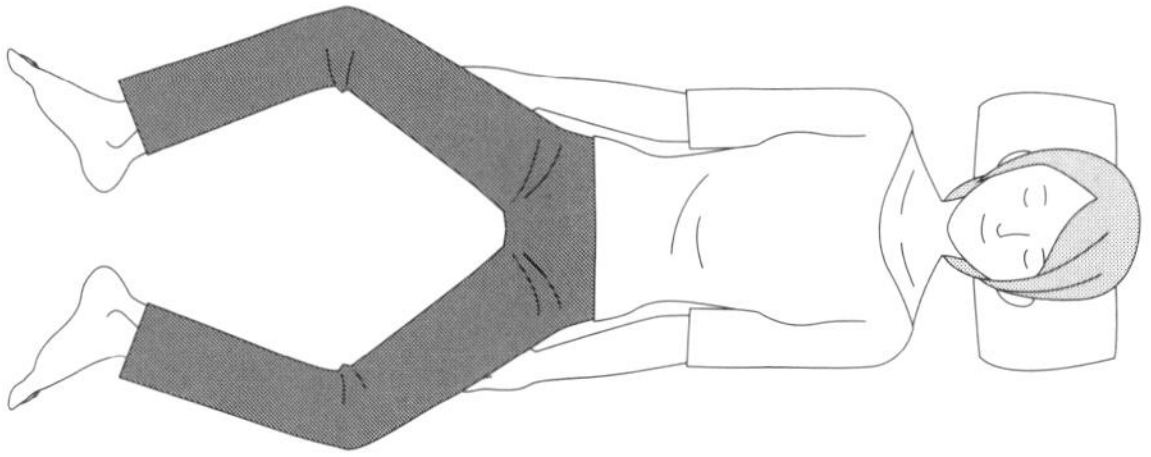

術という選択肢に進むことがあります。骨を切ってつなげる「骨切り術」や人工関節を埋め込む手術です。しかし、手術も根本治療にはなり得ないと考えています。

手術を選択する前に、治療の視点を変えてみれば、まだ試すべきことがいろいろあります。その最初にすべきことが、安静にするのをやめること。

たとえ、変形性膝関節症が進んでいても、「安静重視」の考え方を捨てれば、まだ治すチャンスがあるのです。

膝痛の原因は、「悪い姿勢」にあった！

膝の痛みを根本から治す、治療の視点を変えるというのは、具体的にはどういうことでしょうか？　それは、「はじめに」でも触れたように、「姿勢」に着目することです。膝の痛みを解消しながら、膝を通して全身の不具合を見ていきます。

なぜ、膝から全身なのかというと、膝が悪い人は首と腰も悪い。「膝が痛くなりました」といって来院される方にていねいに問診を行うと、必ずといっていいほど、首や腰の問題を抱えていることがわかるからです。みなさんも思いあたる節があるはずです。

ここで、次ページに掲載した、年齢による姿勢の変化を見てください。「現在」は、一般的な40代女性の姿勢です。**今どきの40代といえば、まだまだ若くて活動的で、老いなど感じさせない人が多いでしょう。しかし、「理想」の姿勢と比べると、すでに首が前に傾き、背中が丸まり、膝が曲がっているのがわかります。**

関節への無関心を続けると、将来どうなる？

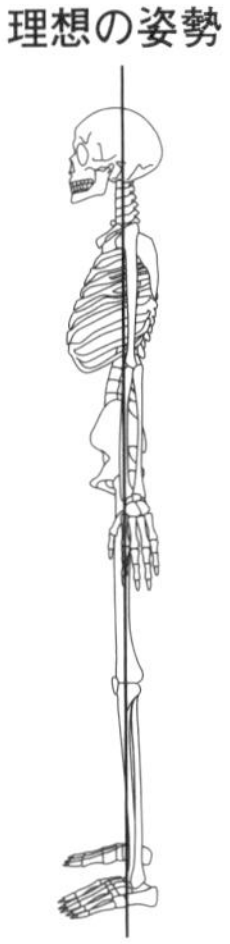

「3D姿勢予測装置」による、一般的な40代女性の姿勢予測。姿勢への意識が乏しいと、頭が前に出て、膝が曲がり、どんどん背中が丸くなっていくのがわかる。関節が受ける負担も増大していく。

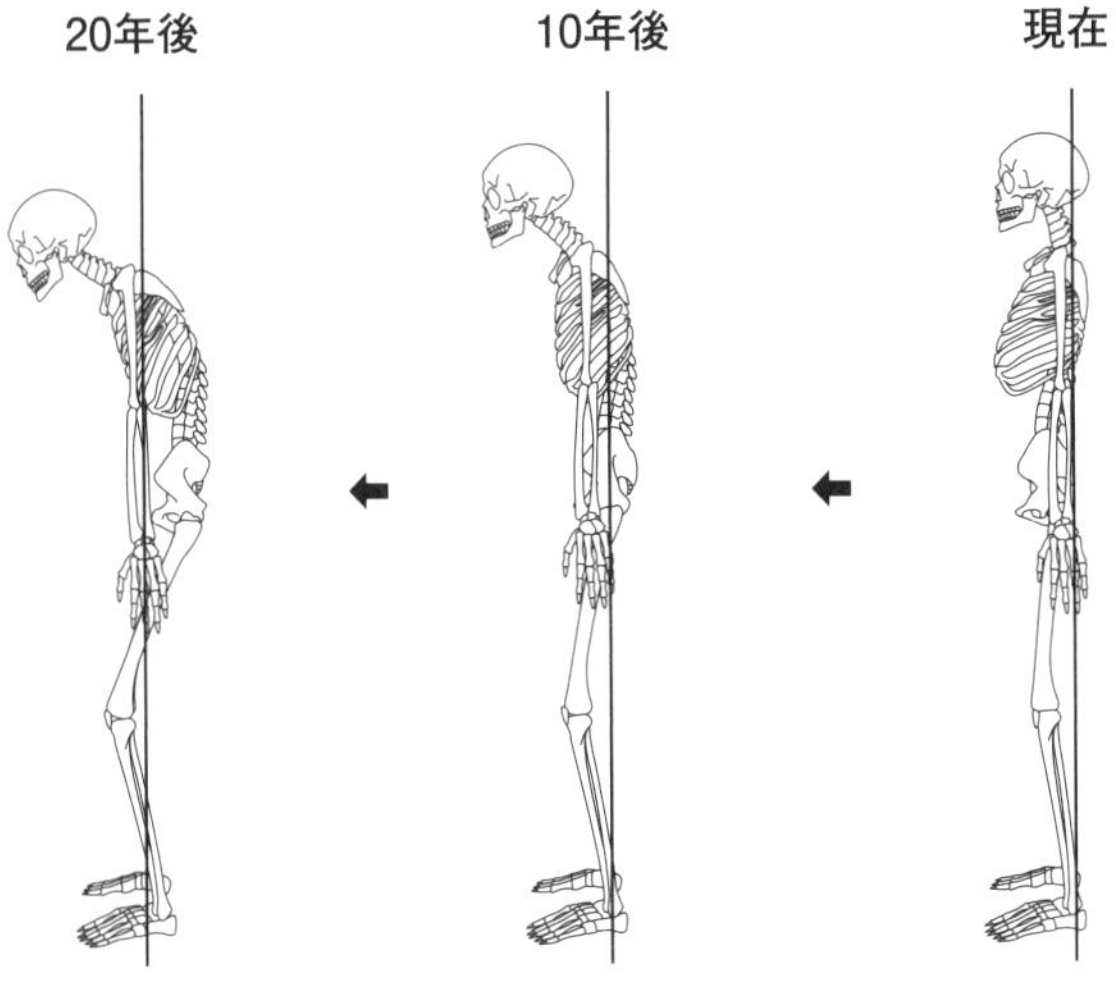

我が治療院では、数年前に、世界で初めて「3D姿勢予測装置」を作りました。これは、レーザー光線で患者さんの姿勢を3D（立体）でとらえ、コンピュータに取り込んでデータ解析をすることによって、将来の姿勢を予測するという最新機器です。前ページのイラストは、この解析画像を一般化したものを元に描き起こしました。

まずは、ご自身も、立ったときの横からの姿勢を客観的に見てみてください。姿見と合わせ鏡を使ってもいいですし、誰かに写真を撮ってもらうのもいいと思います。とにかく、自分を客観的に眺めてみることです。

そのとき、写真に撮られるからと、背すじや膝を伸ばそうと意識してがんばる人もいるでしょうが、それでも「理想」の姿勢に近くなればひと安心。しかし、気を抜くと、「現在」の姿勢になってしまうことも確認しておきましょう。

その**「現在」の悪い姿勢を放っておくと、10年後、20年後には、さらに背中や腰が丸まり、膝が曲がったままの状態になってしまうのです。これは「見た目がかっこいい・かっこ悪い」の問題ではありません。**

こうした姿勢になると、首痛、腰痛、膝痛といった関節痛がオンパレードの状態にな

り、やがては〝寝たきり〟になる可能性が高いという、シビアな老後の問題なのです。

「理想」の姿勢とは、頭のてっぺんから、背すじ、腰、膝、足まで一直線にまっすぐ伸びている状態です。しかし、この姿勢を無意識のうちにとれるのは、子どもだけです。子どもは何もいわなくても、背すじも膝もすっと伸ばしています。

しかし、10代になると、背中を丸め、膝を曲げて立っている人を大勢見かけます。街中でまわりを見渡せば、姿勢のいい人があまりにも少ないことに驚くでしょう。姿勢のよさのプロであるモデルさんでさえ、意識していないと、膝をまっすぐきれいに伸ばすことができないといいます。

それほど、いい姿勢を保つのは難しいことです。なのに、日本では、姿勢や歩き方に関する教育が一切されてきませんでした。だから、姿勢を正す――つまり、首、腰、膝といった関節をきちんと伸ばす――ということに対する意識が低すぎるのです。

しかし、**すでに大人になった人が、長年、身についた姿勢（＝習慣）をすぐに正すというのはなかなか難しいものです。だから、「膝を伸ばす」という一点に意識を向け、膝から全身を整えていく方法をお勧めしているのです。**

「首→腰→膝」とくる「関連痛」の恐ろしさ

よく、お年寄りが立っているとき、手を腰の後ろに回して組んでいるのを見かけることがあります。なぜでしょうか?

もちろん、その方の習慣というのもありますが、理由は背中が丸くなり、姿勢が悪くなっているため、体が前に倒れやすいからです。背中が丸まると、重心が前にずれるので、倒れるのを防ぐ工夫として、後ろで手を組んでいるのです。

本来は、背すじをまっすぐに伸ばせば重心は安定し、手を後ろで組む必要はなくなってくるのですが、姿勢の悪さにはなかなか意識がまわらないもの。ここを読んでドキッとされた方は、ぜひ、この機会にご自分の姿勢を見直してください。

一般に、姿勢が悪いと重心が前にずれていくため、それに伴って、関節によけいな負担がかかり、あちこちに痛みが発生します。首は、いちばん最初に痛みを発症しやすいところです。長時間のデスクワーク、携帯やスマートフォンの操作、キッチンでの料理など、現代の生活は、一日のなかで、うつむいている時間が非常に長くあるからです。

うつむく作業では、あごが前に出るので、首（＝頸椎《けいつい》）に負担がかかります。頸椎は7個の骨からできている繊細な部位で、そこに頭の重み（体重50kgの人であれば約5kg）がかかるのですから、痛みが出るのは当然のこと。首のみならず、肩や背中にも痛みやこりは派生していくでしょう。

姿勢の悪い状態が続くと、それが固定化し、首がいつも前に出ているようになります。こうなった状態を「ストレートネック」といい、「関連痛」は、たいがいストレートネックによる首の痛みから始まります。

首の次に影響が出るのは、腰です。理想の姿勢をとっている場合、背骨は「S字」を描いていますが（23ページのイラスト参照）、首が前に出ることによって背骨が「C字」のように丸くなり、それに伴って腰も丸まります。すると、腰にある5個の腰椎《ようつい》に負担がかかり、痛みが出てくるのです。

最後は、膝関節です。首が前に出て、腰が丸くなると、いつも膝が曲がっている姿勢になります。それは、重心をずらして安定させるために必要なことであり、人間が二本足で立つための宿命です。

そうすると、ただでさえ膝は全身の重みを受け止めている関節なのに、曲がっていることで、さらに余計な負荷を受けざるを得ません。立つ、歩く、階段を上る・下りるといった動きをするたびに、膝は悲鳴を上げ、やがて痛みが現れてくるのです。

女性は首が細いせいか、「首→腰→膝」という流れで痛みが連鎖していくケースが多く、男性は「腰→首→膝」というケースが多く見られます。いずれにしても、最後に膝痛がやってくるというのが「関連痛」の特徴です。その根本的な原因は、「姿勢の悪さ」にあります。

たまに20代のときに、たとえば右膝をスポーツや事故などで傷め、半月板損傷を患った経験があるという人がいます。すると、右膝をかばって歩くようになるため、姿勢が崩れて、今度は反対側の左の腰や首が痛くなり、やがて、左膝も痛くなるというケースがあります。これは男性に見られることが多く、特殊なケースといえますが、それでも「関連

女性と男性で異なる「関連痛」の恐ろしさ

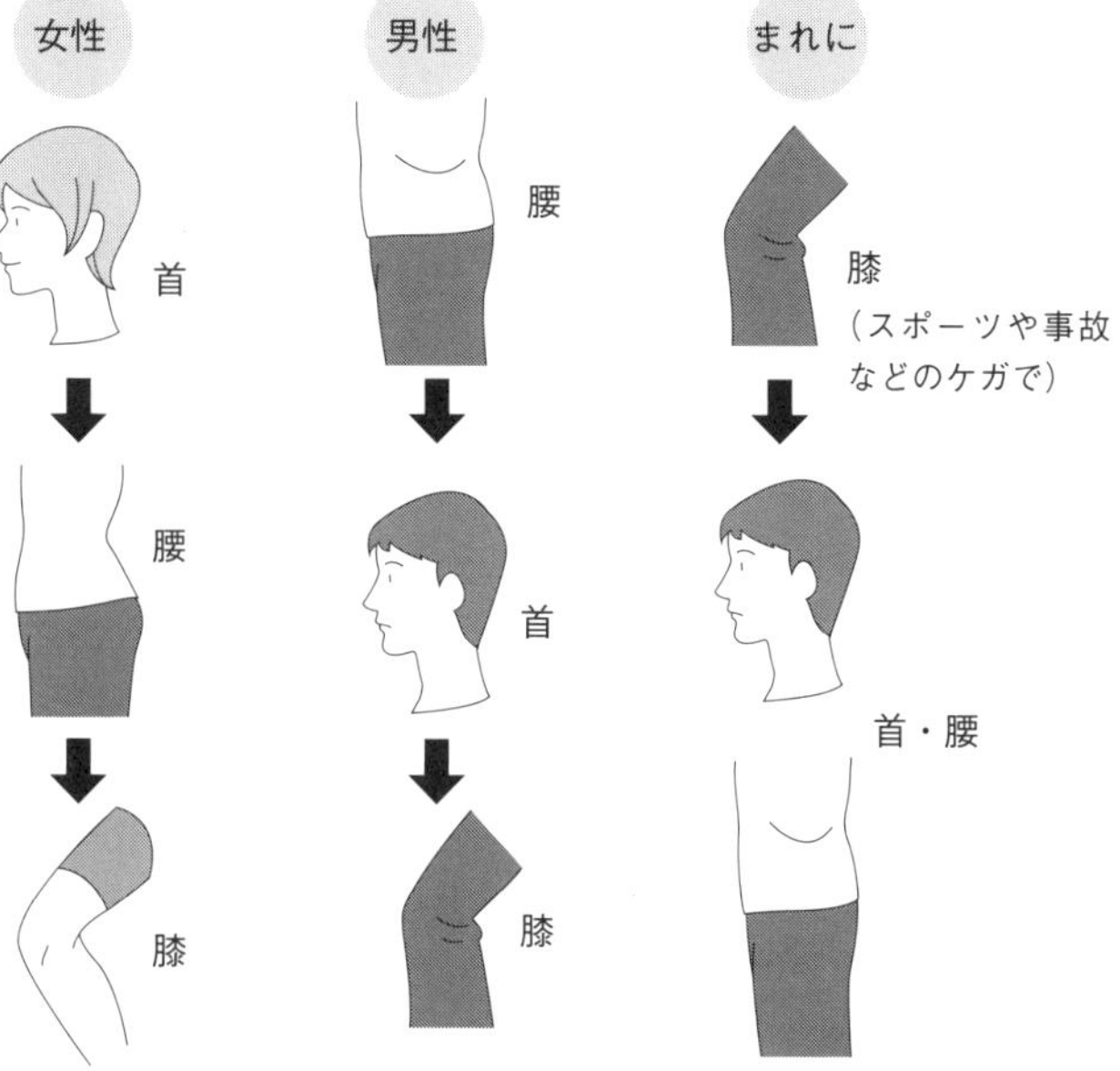

痛」の怖さを物語っていることに変わりはありません。

膝が痛いというと、膝だけに注目してしまいがちですが、膝痛だけをピンポイントで治すのは難しいものです。「関節の痛みは関連して起こる」という視点をもち、簡単なセルフケアを取り入れ、姿勢を整えることを意識しましょう。すると、自然に、膝痛だけでなく、首痛や腰痛といった全身の症状もいっしょに解消されていくのです。

すべての痛みが「変形性膝関節症」ではない！

膝痛は「関連痛」であり、その原因は「姿勢の悪さ」にあると述べました。なかにはスポーツや事故などによる、片膝のケガがスタートになることもあることもご説明しました。ここでは、膝痛の原因を整理し、どのように痛みが発症し、病気と診断されるかを見ていくことにしましょう。

膝痛の原因は３つあります。

そのうちのひとつは「先天性」によるもので、膝蓋骨脱臼《しつがいこつだっきゅう》などが起こります。しかし、先天性はとてもまれなケースなので、本書では説明を省くことにします。残りの２つの原因は、「外傷性」と「姿勢性」です。

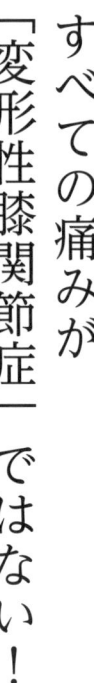

膝痛の原因のチャート

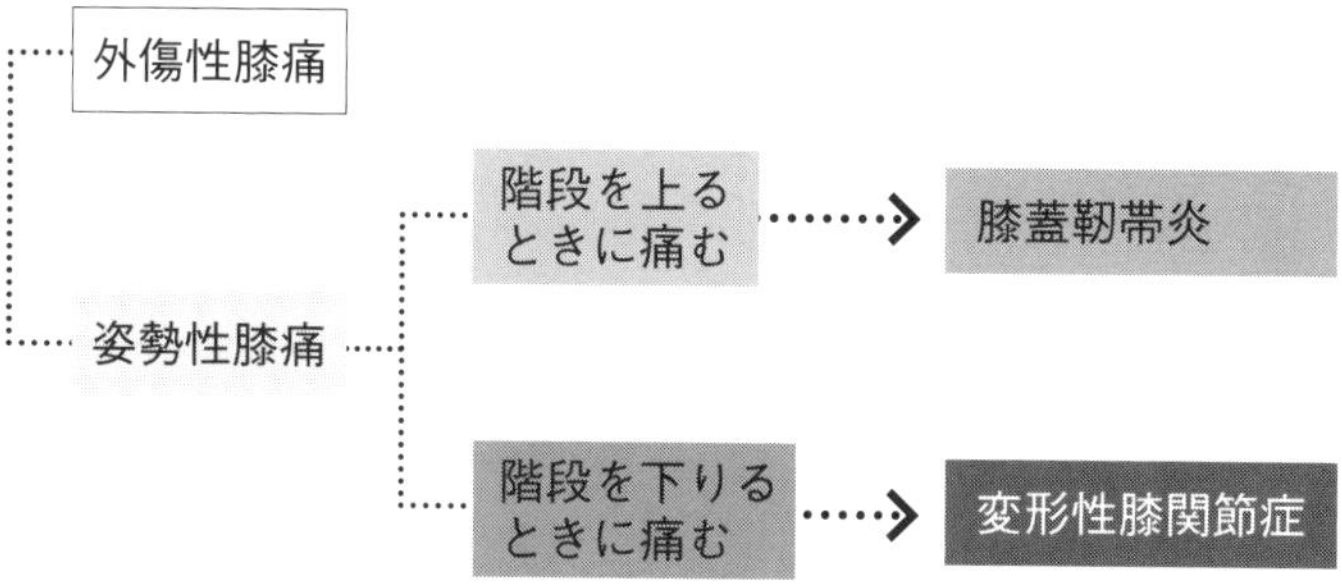

「外傷性膝痛」は前項でも述べましたが、スポーツでのケガやバイクなどの事故によるものです。最近では、F1選手のシューマッハやドイツの宰相がスキーで転倒し、足（膝を含む）の大ケガをしたことが報道され、記憶に残っている方もいるでしょう。こうしたスポーツや事故などで膝を傷めるケースは男性のほうに多く見られます。

ただし、膝痛の原因としては、これも特殊なケースであまり例が多くありません。

膝痛の原因のほとんどは、悪い姿勢を慢性的に続けることによって起こる「姿勢性膝痛」です。これは、歩かなかったり、座りっぱなしだったりという運動不足の生活を続けた結果、悪い姿勢が固定してしま

い、常に膝が曲がった状態になってしまったことが原因です。

では、膝が曲がると、なぜ痛みが出るのでしょう？　それは、膝が曲がっているときは、太ももにある「大腿四頭筋《だいたいしとうきん》」という太い筋肉が収縮しているからです。筋肉というものは、体を動かすたびに縮んだり伸びたりし、動かしていることによって健康な状態を保てます。ところが、常に同じ姿勢をとっていると、一部の筋肉だけを酷使することになり、これが痛みの発生につながります。

膝の場合は、太ももにある大腿四頭筋を酷使することによって収縮し炎症が起こり、痛みが発生するのです。酷使しても、毎日ストレッチを行って意識的に伸ばしていればいいのですが、ストレッチを習慣にしている人はなかなかいません。

40〜50代で膝が痛くなる場合、最初はほとんどの人が、「階段を上るときに、膝の上のほうに痛みを感じる」と言います。この場合は、大腿四頭筋から膝蓋靭帯《しつがいじんたい》にかけて炎症を起こしているのが原因なので、病名では「膝蓋靭帯炎」になります。まだ、軟骨がすり減ってくる「変形性膝関節症」になる前の状態です。

レントゲンで膝の軟骨がすり減っていると、変形性膝関節症と診断されますが、レントゲンの結果と実際の痛みが一致しないことはよくあります。変形性といわれても、実はまだ、筋肉が炎症を起こしているだけの膝蓋靭帯炎の場合もあるのです。

まずは、膝が痛いからといって、変形性膝関節症だと思いこみ、変形性の常識的な治療を始めてしまうことはもったいないことだと思います。

膝が痛くなってしばらくたつと、今度は階段を上るときではなく、

「下りるときに足を着くと、膝の内側がチクチク痛む」

と言います。この段階になると、変形性膝関節症に進んでいる確率が高くなってきます。しかし、だからといって、心配する必要はありません。この原因も、元を突き詰めれば「姿勢」なのですから、姿勢を正すことによって膝の痛みを解消する余地は十分に残っているのです。

日本人の9割を占める「O脚」も要注意！

「膝痛がずっと続いていて、だんだんO脚になってきた」

「変形性膝関節症だから、O脚になるのもしかたない」

とよく患者さんが言います。でも、それは真実でしょうか？

もちろん、**膝痛が出て、O脚が進む**」というのは事実ですが、実際は、「O脚だから、膝痛が出やすい」という側面もあるのです。日本人にはもともとO脚の人が多く、その割合は8～9割ともいわれるくらいです。だから、自分がO脚だと気がついていない人もたくさんいます。

ここではO脚という側面から、膝痛を考えてみましょう。

O脚の定義というのは、実ははっきりありませんが、「気をつけ」の姿勢で立っても、

O脚の3つのタイプ

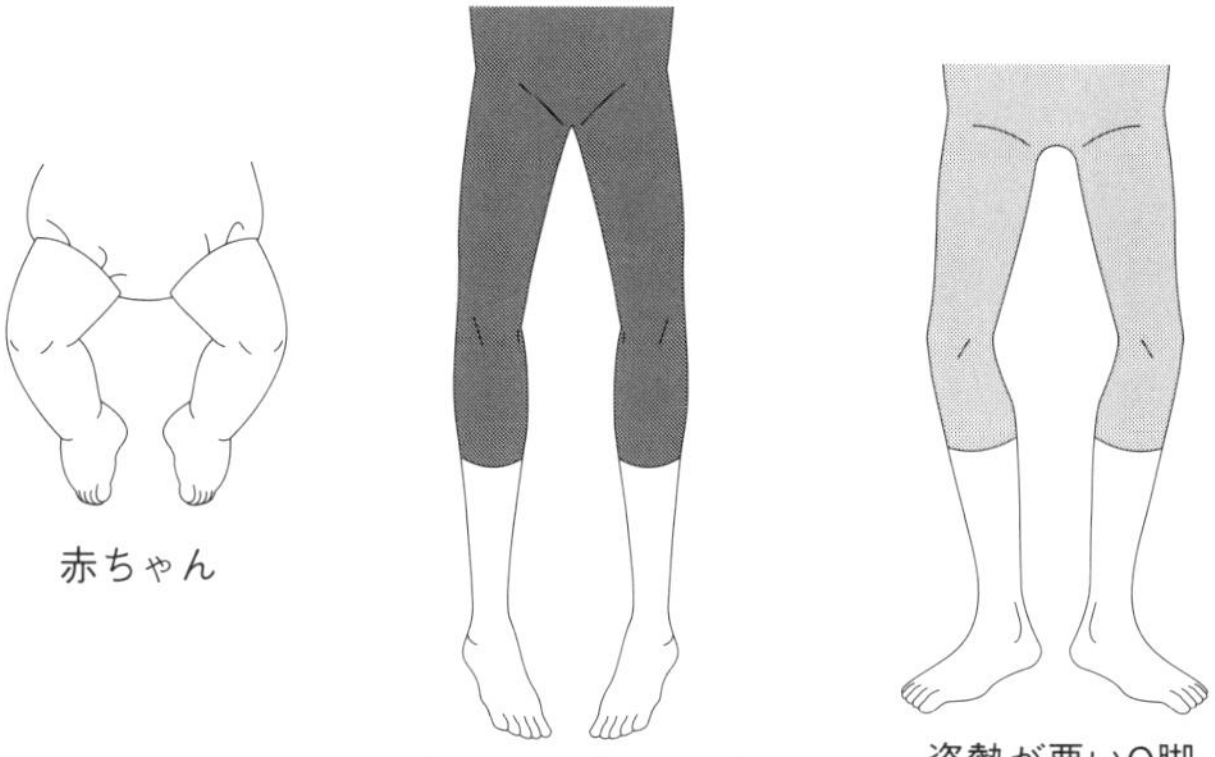

両膝がくっつかなければ、一般的にはO脚として判断します。両膝が何センチ以上離れていたらとか、がんばって両膝をつけられれば……などという目安はありません。

そのO脚には、大きく3つの種類があります。

ひとつは、「赤ちゃんのO脚」です。

赤ちゃんは、太ももにある大腿四頭筋がまだしっかり発達していないため、足の筋力がありません。そのため、膝関節が安定せず、O脚になってしまうのです。

しかし、これは、赤ちゃんとして当然のこと。スタスタ歩けるようになれば、自然に膝がまっすぐに伸びてきます。だから、赤ちゃんの時期にしっかり歩かせようと鍛えたり、O脚だからと心配したりする必要はありません。この時期に、無理をさせると、将来、大人になったときに変形性膝関節症になりやすいというデータもあるほどです。自然に解消するのを待ちましょう。

2つめは、**若い女性によく見られる「内股O脚」です。この特徴は、立っているときに両膝がくっつかずに開いていますが、つま先は内側を向いていることです。よく見ると、膝のお皿（膝蓋骨）も内側を向いています。**

内股O脚の原因を一言でいうと、膝の問題ではなく、股関節の問題です。股関節が内側を向いている、つまり、内股だからO脚になっているのです。

この内股O脚は、最近の若い女性に本当に多いですし、つま先を内側に向けて立つことがクセになっている場合もあるので、自分の立ち方を見直してほしいと思います。

3つめの**「姿勢が悪いO脚」は、内股O脚と比較して見るとわかりやすいです。高齢の女性に多く見られるケースで、立っているときに両膝がくっつかないのは「内股」の場合と同じですが、膝のお皿（膝蓋骨）が外を向いていて、つま先も外を向いていま**

す。よくO脚というと、「内股O脚」と「姿勢が悪いO脚」をまとめてしまうのが一般的ですが、実は違うものだということを、まず理解してください。

この「姿勢が悪いO脚」の原因は、膝をほとんど伸ばさず、悪い姿勢で立っていることです。日本人にはもともと骨格上、O脚になりやすい素因があるうえ、常に膝が曲がったままの姿勢で生活しているから、膝によけいな負荷がかかります。次第にO脚になり、変形性膝関節症になりやすくなります。つまり、姿勢の悪さが膝の痛みの原因になるのです。

変形性膝関節症が女性に多いのは、女性のほうがO脚になりやすいからです。女性は太ももの筋肉（大腿四頭筋）が弱いので、膝がピシッと伸びづらく、また、関節が男性に比べてやわらかいため、いいクセをつけやすい反面、悪いクセもついてしまいます。

こうしたことから、女性でO脚（またはO脚気味）の人は、将来、膝の痛みを発症しやすいことがわかります。自分のリスクを知るということは、早いうちから予防・改善ができるという、とても大事なメリットを得られるということです。

全身をきちんと見れば、膝痛は治る！

膝が痛くなる原因の第一は、膝を曲げたままにしている姿勢の悪さ、第二は、歩かない・動かないという便利になりすぎた現代の生活スタイルです。そこにO脚になりやすいという要素が加わると、さらに膝痛発症率は高くなってしまいます。

こうして原因がわかれば、予防・解消法が見えてきます。

私は、長年、多くの患者さんを診てきたおかげで、一目で（パッと見ただけで）、「きっと膝が痛いのだろう」とわかるようになりました。聞くと「変形性膝関節症と診断されている」と話されます。

そして、深くお話を伺っていくと、「首も腰も痛い」と話されるので、「やはり、関連痛である」ということが納得でき、「膝は最後に出てくる痛みですが、膝を治せば、首や腰の痛みも同時にとれますよ」と説明しています。

さらに、その方の生活を過去にまでさかのぼってお聞きすることで、「生活のクセ」や「姿勢のクセ」を探していきます。ある男性は、荷物を移動する仕事をしているため、重労働で腰をひねるのが生活習慣で、なおかつ姿勢がよくありませんでした。またある女性は、デスクワークのため一日中座りっぱなしで、忙しいからと買い物にも出かけず、便利な宅配サービスを常に利用していました。

これは男性に多いケースですが、学生時代にスポーツで膝をケガした経験があり、それ以来、腰痛や首痛にも悩まされているという人もいました。

また、中年になったから足腰を鍛えなければと思い立ち、マラソンなどのスポーツを始めたり、駅やビルでは必ず階段を使うようにしたら膝が痛くなったというケースもありました。膝は過剰に鍛えようとすると、かえって痛めてしまうことが多いのです。

以上、たくさんの例をあげましたが、**膝痛の原因が姿勢と生活スタイルにあるとわかっていても、そのどこに原因が潜んでいるかというのは、人によってそれぞれです。みなさんにも、自分なりの「生活のクセ」や「姿勢のクセ」があるはずですから、過去にさかのぼって振り返ってみてください。**

自分は一日何時間ぐらい、どんな姿勢をとり続けているか。

どれくらい「姿勢を気にする意識」があったか。
過去に、膝を痛めた経験があるか。
首や腰は痛かったかどうか。

もちろん、変形性膝関節症は、年齢とともに発症率が高くなり、重くなる場合が多い「加齢性の病気」という側面をもっています。しかし、原因は、加齢だけではありません。過去にさかのぼって、自分のクセを知ることがとても重要です。

私はつねづね、「問診で70％は治る」と申し上げていますが、患者さんの全身をきちんと見て、過去にさかのぼってお話を聞いていけば、原因をしっかり突き止めることができるからです。原因がわかれば、それを解消していけばいいのです。

現代医療は、「今、膝が痛い」という、「今の痛み」に対してピンポイントにしか対応できていません。それは、現代医療のシステム上の問題で、現代医療そのものが悪いわけでは決してありません。しかし、ていねいな問診によって、その人がもつクセや問題点、原因を突き止めることができれば、もう問診の段階で、膝痛は70％治ったといえます。そして、適切な治療と必要な情報を伝えれば、膝痛は１００％治るのです。

膝が痛いからと「守り」に入ると「寝たきり」へ

たくさんの膝痛の患者さんと接しているうちに、その原因に「姿勢の悪さ」があることが見えてきたと述べましたが、実は、原因はもうひとつあります。

膝痛の患者さんに共通しているのは、「痛いから、なるべく動かさない」という、「守り」の姿勢でいるというメンタリティです。これは、患者さんだけでなく、治療者の側にもあります。私自身がそうでした。ずっと曲がった状態のままの膝を施術で伸ばそうとするとき、最初は「足が折れるのではないか」と、怖さを感じていました。

しかし、膝痛の患者さんは、長い間、痛みとたたかっていて、本当になかなか治りません。それは、なぜなのか――？

そう考えたとき、みなさん、「動かすのが怖いから、なるべく動かさない」という姿勢でいることがわかりました。それが、膝痛が治らない原因のひとつになっているのではないかと気がついたのです。

そこで、私は施術者として、できる限り、正常な可動域まで膝が開くように伸ばしていく施術を行いました。もちろん、自分の経験値を信じ、少しずつチャレンジしていったのです。

そして、「膝は思いきって伸ばしたほうが治りが早い」という結論に達しました。今、この思いきった施術をできるのは、当治療院の施術者でも限られた者だけですが（それほど難しいテクニックを要しますが）、私なりに、「膝は動かせば治る」ということを毎日証明しているのだと考えています。

そして、患者さん自身には、「膝はまっすぐに伸ばせば治りますよ」「毎日、歩いて動かせば治りますよ」と勧め、では、実際にどうすればいいのかということを具体的にお教えしています。

すると、

「こんなに伸ばしてよかったんだ！」

「これだけ歩いてよかったんだ！」

と、まさに目からうろこでしたという喜びの声をたくさんいただくようになりました。

膝痛の患者さんは、みなさん、「自分の膝の状態はすごく悪い」と思いこみすぎている節があります。もちろん、痛みがあると、なかなか積極的になれないのはみな同じです。また、レントゲン診断の結果、骨に異常が出ていることがわかると、気持ちが一気に落ち込んでしまうというのもわかります。

しかし、レントゲンでどんなに異常があるといわれても、それと痛みは直結していないといわれています。そして、自分で思っているほど、自分の膝の可動域は狭いものではないし、固まっているものでもありません。

膝痛の患者さんは、「守り」の姿勢に入っているため、思いきって「膝をまっすぐ伸ばす」という、実にシンプルなことになかなかチャレンジできないでいます。そして、施術する側にも怖さがあるので、実践に移せないのです。

私が、かねがね「どんな膝痛でも治ります」と言っているのは、気持ちを「守り」から「攻め」に切り替えるだけで、「膝をきちんと伸ばしてみよう」という気になり、実践してみると、意外にきちんと伸びることに気がつくからです。

しかし、この気持ちの切り替えができないでいると、どんどん守りの姿勢に入ってしまい、安静重視になり、膝は動かなくなり、痛みもどんどん強くなり……、最終的には「寝たきり」への道を歩んでしまうのです。

膝の痛みを本気で解消しようと思うなら、まず、気持ちを少し「攻め」のベクトルに振り向けましょう。そうすれば、膝の痛みが長く続いているという病歴に関係なく、また、年齢に関係なく、変形性膝関節症と診断されたことにも関係なく、膝の痛みをスッキリ解消することができるのです。

第1章のまとめ

・レントゲン、湿布剤、痛み止めだけに頼るな。
・膝痛の原因は、「姿勢の悪さ」と「運動不足」。
・O脚の人は、将来、膝痛を起こしやすい。
・首と腰が痛い人は、最後に、膝の痛みがやってくる。
・安静重視という守りの姿勢をやめて、膝を動かしてみる。

第2章

膝痛の原因！知って得するメカニズム

膝は体重から逃げられない！

私たちは毎日、立つ、座る、歩くといった動作を何気なくしていますが、そうした動きをするには、「関節」が重要な働きをしています。しかも、体を動かすのに必要な関節はひとつではなく、たとえば、立ち上がるといった動きをするのにも、いく種類もの関節が連動して動いています。

この章では、この関節（膝の関節）について、まずメカニズムを知っていただきたいと思います。メカニズムというと「難しい」と思われるかもしれませんが、医学的に深く掘り下げようというわけではありません。

日々の施術で、患者さん自身が膝のメカニズムを理解していると、「なぜ、この運動を取り入れるのがいいのか」といった理由がわかり、納得して実践できることを実感しているからです。自分が今まで生きてきた生活習慣を変えるというのは大変なことですから、まずは、納得していただきたいと思います。

膝の関節は、体重を支える役割を担っている「荷重関節《かじゅうかんせつ》」のひとつです。私たちの体には、首や腰など、ほかにも荷重関節がありますが、膝はいちばん体重がかかるところです。歩くという動作をするとき、膝には体重の約3倍の重さがかかります。階段を上る・下りる、走る、跳ぶといった動作になると、さらに体重がかかり、最高で体重の8倍の重さになるといわれています。

体重の３～８倍！　こんな重さを膝は一身に、常に、受け止めています。膝は体重からは逃げられません。肘《ひじ》や手首など、荷重関節でない関節なら、痛い間は使わずに休めておくということができますが、荷重関節は立つ、歩くといった日常生活を営むうえで、休むことができないのです。

また、痛いからといって動かさないでいると、高齢者の場合、そのまま寝たきりになってしまう可能性がかなりあります。とくに、膝の場合は、痛みがあっても、なるべく痛まないように上手に動かして、使っていくことが大切です。

膝は3つのクッション機能で守られている

まず、膝の中を見てみましょう。

膝の中でクッションの役割をしている大事な器官は3つあります。前十字《ぜんじゅうじ》・後十字靭《こうじゅうじじん》帯《たい》、内側《ないそく》・外側側副靭帯《がいそくそくふくじんたい》、半月板《はんげつばん》です。

前十字靭帯・後十字靭帯は、膝の内側で交差している靭帯（筋のようなもの）で、膝にかかるショックのうち、主に前後にかかるものをやわらげています。たとえば、走ってきてパッと止まるときにこの靭帯が働きます。働かないと膝がぐらつき、走ってきた勢いで体は前に倒れてしまいます。

側副靭帯《ふくそくじんたい》には、内側側副靭帯と外側側副靭帯があり、これも膝を安定させるために働いています。この靭帯は、左右からの衝撃に弱いので、たとえば、空手などで外側から強く蹴られると、内側側副靭帯が切れてしまったりします。

膝の構造（３つのクッション機能について）

膝関節の安全性には主として内側側副靱帯、外側側副靱帯、
前十字靱帯、後十字靱帯の４つの靱帯が関与している。

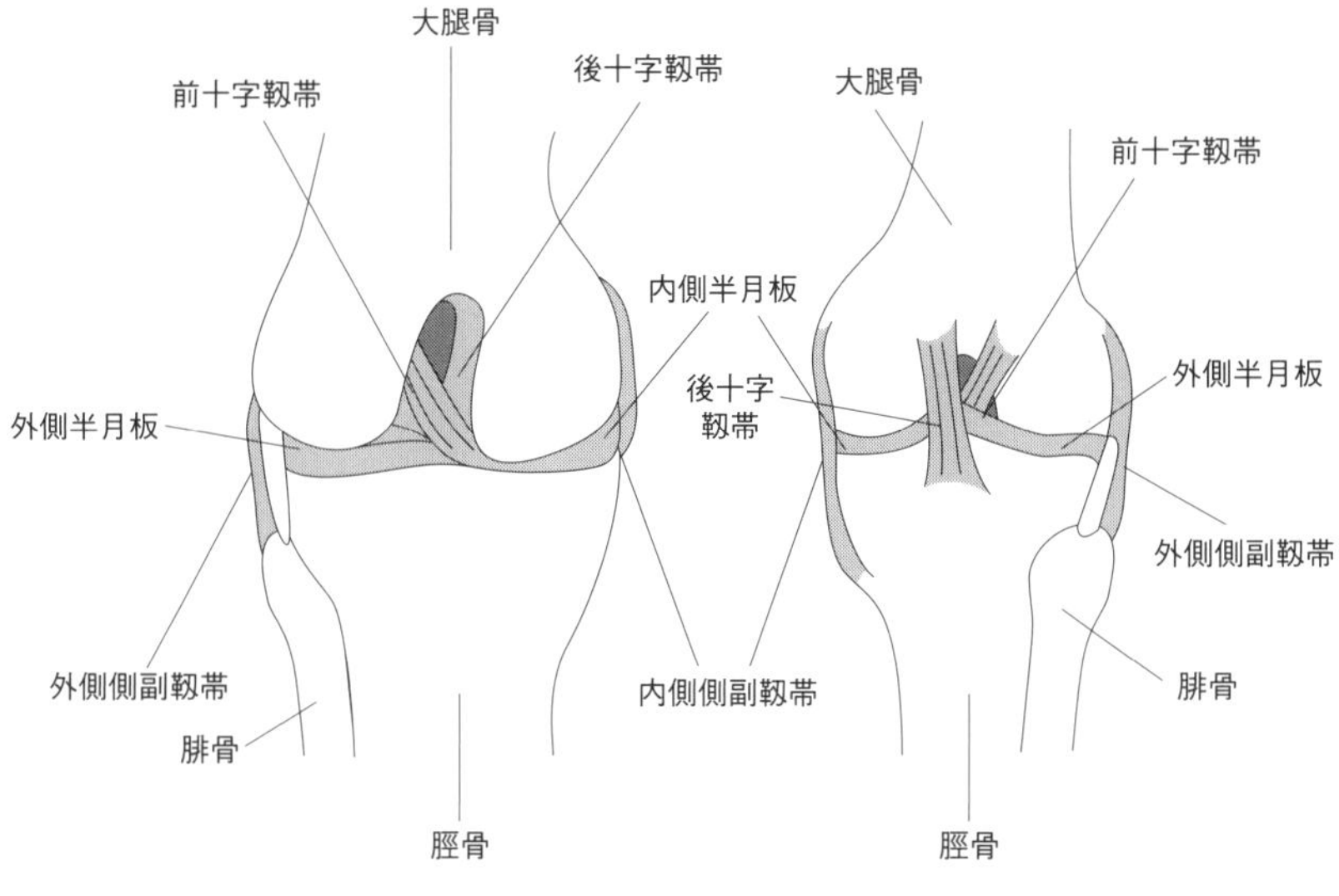

膝関節の靱帯（前面）　　膝関節の靱帯（後面）

半月板は、膝痛を抱えている方には、お馴染みの名称でしょう。これは、文字どおり、半月の形をしている軟骨で、2つあります。膝の内側にあるのが内側半月板《ないそくはんげつばん》、外側にあるのが外側半月板《がいそくはんげつばん》。これらはももの骨とすねの骨（大腿骨《だいたいこつ》と脛骨《けいこつ》）の間にあって、足が着地するときに膝にかかるショックをやわらげるクッションの役目を果たしています。

ただし、**半月板は消耗品です。筋肉のように、使って損傷したら再生するという回復機能がほとんどありません。**使ったら使っただけ消耗していくので、繰り返しジャンプを行うバレーボールやバスケットボールなどの選手は、半月板の損傷が激しいことで知られています。

だからといって、歩いたり動いたりせず、じっとしていればいいわけではありません。膝を動かさないでいると、膝関節内の循環が悪くなり、半月板などの軟骨はだんだん硬くなり、傷みやすくなってしまいます。

半月板……というより、膝の関節全体を長く使っていくためには、適度に動く・歩くといった生活を続けていくことが大事なのです。

階段を上るとき、膝の上が痛む理由

膝痛と一言でいっても、どこがどのように痛むかは、痛くなり始めから変形性膝関節症に至ってもどの段階かによって違います。

最初は、膝を曲げるときに「パキッ」とか「パキパキッ」と音がするのが気になるという人がいます。この段階では痛みがない場合が多く、「音がする」「何となく引っかかる」という違和感があります。この状態は、年齢に関係なく起こるため、20〜30代の若い女性にもいます。若くても、姿勢が悪いと首が前に出てしまい、膝が曲がっていることが多いのです。

膝が曲がっていると、なぜ音が鳴るのでしょうか？　膝を動かすために大事な役割をしている「大腿四頭筋」が、常に収縮した状態にあるからです。大腿四頭筋は体の中でもっとも大きい筋肉で、この筋肉が太ももや膝をしっかり支えているから、立つ、座る、歩くといった動きができるのです。

常に膝が曲がった状態にあると、大腿四頭筋が収縮しっぱなしでパンパンに硬くなってしまうため、座ったり立ったりするときに、大腿四頭筋にくっついている膝蓋骨《しつがいこつ》（膝のお皿）、もしくは大腿四頭筋そのものと大腿骨がこすれ合って音が鳴るのです。

膝を動かすと音が鳴るという人は、常に、少し膝を曲げているのが習慣になっているはずです。そういう人は、将来、膝痛が発症する可能性が高いといえます。この段階で、膝をしっかり伸ばすことを毎日の生活習慣に取り入れれば、それだけで、音が鳴ることを解消できるでしょう。


その次に、**「階段を上るときに、膝の上が痛む」というのが、最初に感じる痛みとして多くあげられます。この原因も、常に膝を曲げた姿勢でいることから起こる大腿四頭筋の収縮です。**

たとえば、新幹線や飛行機などで2～3時間も座ったままの姿勢でいると、膝が痛むことがあります。これは、大腿四頭筋をずっと使い続けているため、膝というより、膝周辺の大腿四頭筋が痛くなってくるからです。

大腿四頭筋の膝蓋靱帯炎について

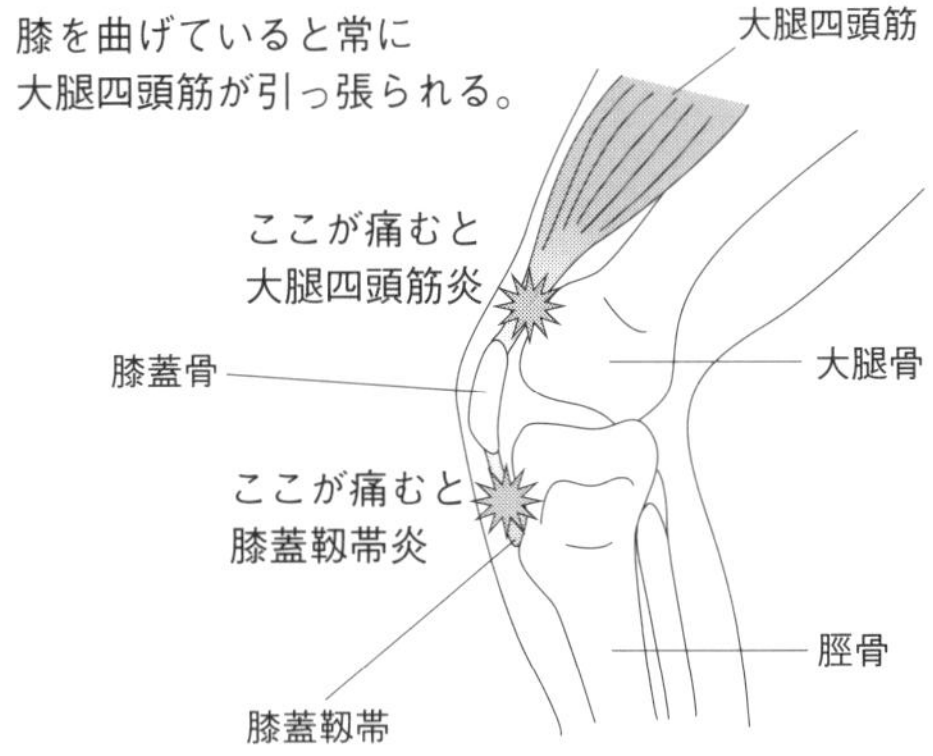

膝関節（側面）

このような、たまに長時間座ったときに痛くなるというのは、健康な人でも起こることなので全然問題ありません。それが、**階段を上ったり、しゃがんだりするときに、常に痛みを感じるようになったら、大腿四頭筋が炎症を起こしている「膝蓋靱帯炎」に進んだことになります。**

しかし、まだ変形性膝関節症ではありません。大腿四頭筋をストレッチで伸ばしたり、よく歩いて動かしたりすれば解消できます。ここで、「膝が痛いから安静にしていよう」という守りに入ってしまうと、どんどん悪化していってしまうから気をつけましょう。

階段を下りるとき、膝の内側が痛む理由

膝の痛みが進んでくると、次は「階段を下りるときに、膝の内側がチクチク痛む」という症状が増えてきます。これは、足の内側にあるほうの半月板が少しすり減ってきたサインです。なぜ、内側の半月板がすり減るのか、膝の中を見てみましょう。

膝がまっすぐ伸びているときは、上の骨（大腿骨）は半月板に対して垂直にあたっているので――つまり、あたっている表面積が多くなるので――、半月板にかかる体重が分散されます。これが正常な状態です。

しかし、**膝が曲がっていると、体重がある部分だけにかかるようになるため、半月板の一部がすり減ってしまうのです。一般的に、膝が曲がると体重は膝関節の後方にかかりやすく、さらに、膝の力がなくなってきていると自然にO脚になるため、内側にかか**

右膝を上から見た輪切りの状態

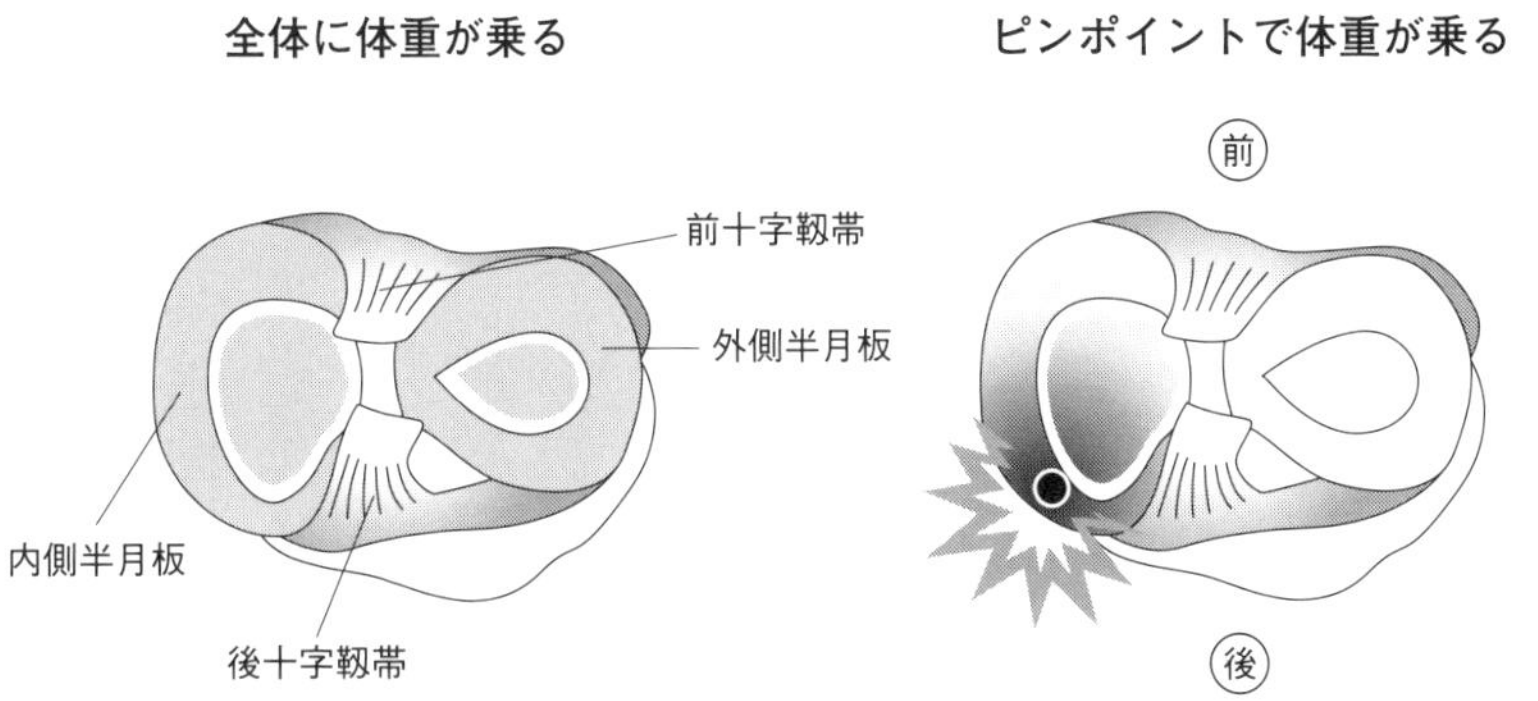

るようになります。そのため、膝の痛みは、内側の後ろ側に感じることが多いのです。

では、なぜ、O脚になるのでしょうか？

これは、膝の動きを支えている大腿四頭筋と関係があります。この筋肉は４つの筋肉が集まったもので、そのうち、太ももの内側にあるのが「内側広筋《ないそくこうきん》」です。太ももの内側の筋肉は日常生活ではあまり使わないため、意識的に歩くようにしないとどんどん筋肉量が減ってしまいます。そうして、内側の筋肉が弱ると、外側の筋肉によって膝が引っ張られ、O脚になっていきます。

O脚になると、上の骨（大腿骨）と下の骨

（脛骨）は膝の内側でぶつかるようになるので、内側の半月板がすり減って痛みが生じるのです。

このように、膝の内側に痛みが出るようになったときに、きちんと膝を伸ばすというケアをするかしないかによって、その後の進展が大きく変わります。**膝を伸ばして姿勢を正そうと意識しないでいると、毎日、いちばん痛いところに、いちばん体重がかかった状態のまま生活することになります。**

半月板の損傷はケガと同じなので、ケガをしているところに負荷をかけ続ければ、どんどん痛みが強くなっていくという、当たり前のことが起こるのです。

このメカニズムを理解すると、体重が半月板の一ヵ所にかかるのを防ぐにはどうしたらいいか？　ということが見えてきます。

半月板がすり減ると、いよいよ変形性膝関節症に

半月板の一部がすり減ってくると、上の骨（大腿骨）と下の骨（脛骨）の両方の先端にある軟骨同士がぶつかり合うようになります。この軟骨も、骨と骨が直接ぶつかるのを避けるクッション材の役割を果たしています。

半月板がすり減って、この軟骨同士がぶつかり合うようになると、そのかけらが膝関節内に飛び散って炎症を起こし、痛みが強くなってきます。さらに進むと、軟骨もすり減ってしまうため、今度は骨と骨が直接ぶつかり合い、痛みが強く、「じっとしていても痛い」という継続的な痛みになります。

この状態をもう経験している方もいるでしょう。病院嫌いな方も、さすがにここまでくると痛みが強くて受診しているはずです。レントゲン写真を撮ると、膝関節内の骨と骨のすき間が狭くなっているのがわかり、変形性膝関節症だと診断される段階です。

治療法としては、膝が腫れて水がたまるようであれば、膝の外側から注射を刺して水抜きを行います。その後、痛み止めにステロイド剤を注入したり、関節包内《かんせつほうない》（関節包に関しては66ページ参照）の潤滑油のもとであるヒアルロン酸を注入したりします。

また、靴の中に「足底板《そくていばん》」という中敷きを入れて歩きやすいように調節する方法もあります。これは、靴の外側を厚くしてO脚を矯正し、歩くときの痛みを少なくしようというものです。足底板は簡便で効果が上がるので、治療のひとつの方法としていいと思います。

私の治療院でも、歩きやすくするために足底板をお勧めするケースがあります。ただ、オーダーの2～3万円もする足底板がいいかというと、そうでもありません。市販品やうちの治療院でお出しする千円以内のものでも、効果的には十分だと考えています。

さらに進むと、杖をついて、痛いほうの足を守る方法もあります。杖は、うまく使えればいいのですが、どちらかというと、より姿勢が悪くなってしまうので、あまりお勧めしていません。

膝痛やO脚の人に有効な足底板

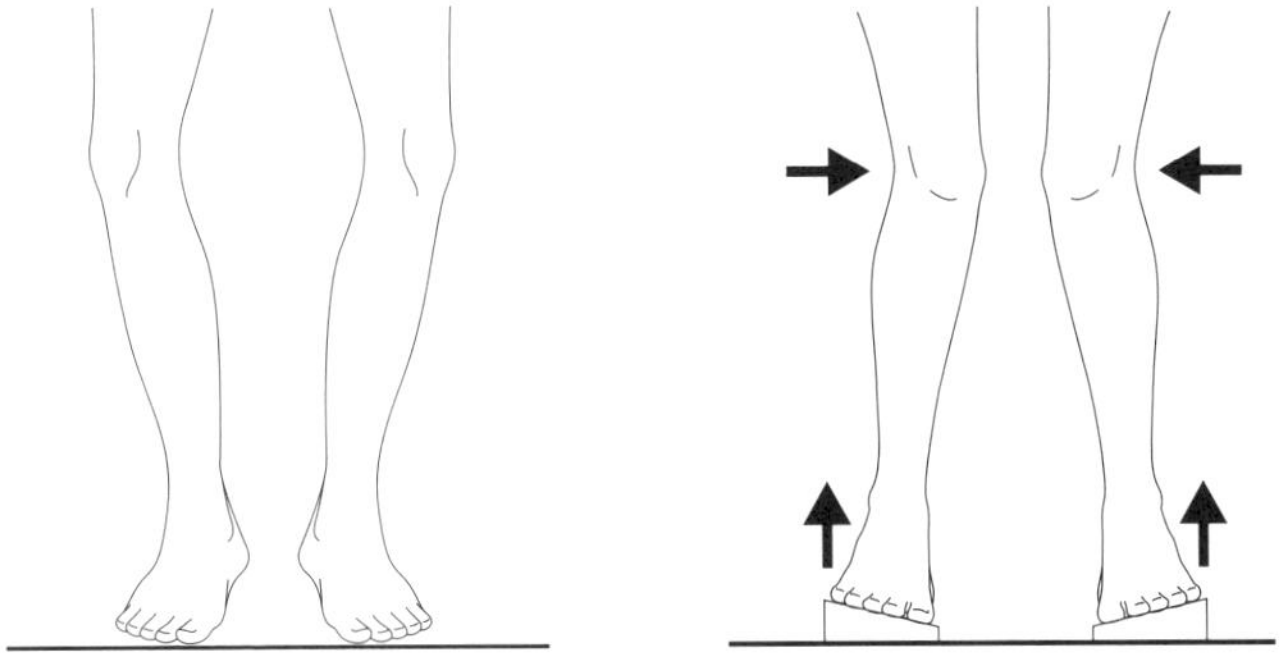

靴の中に足底板を入れると、靴の外側が厚くなるため、膝が内側に入り、O脚を矯正できる。結果、痛みが少なくなり、歩きやすくなる。

この段階になると、手術も検討材料のひとつにあがってくるでしょう。手術には「人工関節」や「骨切り術」がありますが、どちらも、術後、痛みが再発することがあり、必ずしも完治するわけではありません。

手術だけではありません。こうした治療法は、すべて「対症療法」です。どんな治療法を試しても、痛みが消えるのは一時的なこと。膝痛を根本的に解消するには、今までの生活習慣を改めることが最善なのです。

足の筋トレでは、膝痛は治らない

この本では、

「あなたは本当に変形性膝関節症ですか？」

「変形性膝関節症と診断されてもあきらめないでください」

と述べてきましたが、その理由には、今まで常識とされてきた治療法に頼らないほうがいいという私なりの見解があります。

足の筋肉をつけるためのトレーニングも、そのひとつです。なぜ、膝の痛みや変形性膝関節症の治療で足の筋トレが推奨されるかといえば、太ももにある内側広筋が衰えることも、膝痛などが生じる原因だからです。その改善策として、内側広筋を鍛えるため、座った状態で足先におもりをつけ、膝を伸ばすトレーニングがいいといわれています。

しかし、正直に述べると、このトレーニングをしている患者さんを見ても、あまり効果

間違った膝のトレーニング方法

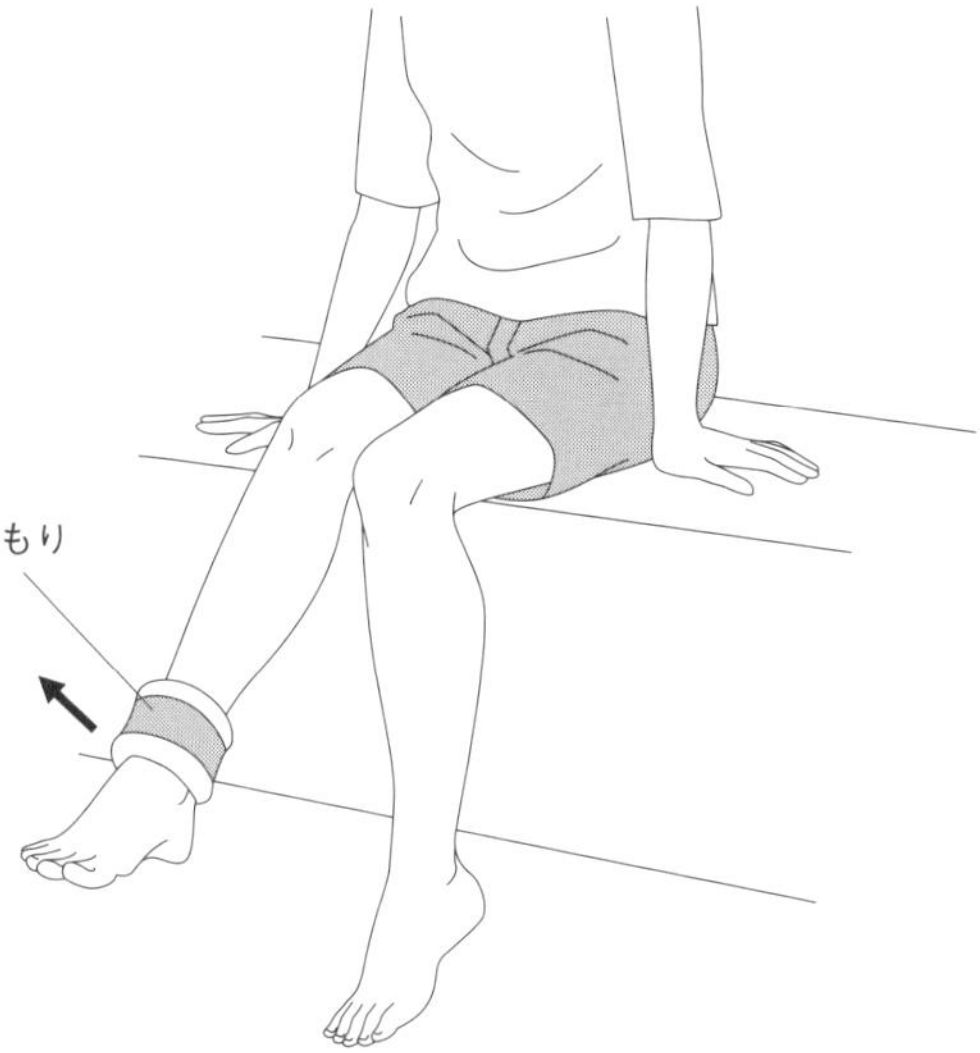

が上がっているとは思えません。とくに**女性の場合はもともと筋肉量が少なく、筋肉がつきづらいという特長があるので難しいといえます。効果を実感できないがうえに、痛みのある膝を伸ばすトレーニングはつらさのほうが勝ってしまい、結局、長続きしないというケースが多々あります。**

整形外科のドクターの中にも、この訓練法は間違ったものだったとして推奨していない方がいます。一時期はよしとされていたトレーニングですが、現在では過去のものになりつつあるといっていいでしょう。

このトレーニング方法以外でも、**足の筋肉を鍛えることでは、とくに女性の膝痛は解消できません。筋トレで効果が出るとすれば、筋肉がつきやすい男性のほうでしょう。しかし、私が診させていただいた患者さんの中では、「筋トレで膝の痛みが解消しました」という声を聞いたことがありません。**

では、どんな方法なら膝の痛みが解消するのか？　患者さんの言葉を借りるなら、

「こんなに動かしてよかったんですね」

「思いきって膝を伸ばしたら、痛みが消えました」

ということなのです。

ちなみに、足の筋肉が隆々とついているからといって、膝の痛みと無縁だともいえません。プロのスポーツ選手やダンサーの方たちを見ればわかるでしょう。一般人より、はるかに足の筋肉を鍛えている人たちが、膝の痛みや故障に悩まされているのです。

膝痛を解消するためにいちばん大事なのは、筋力アップではなく、膝を伸ばすという根本的なところに意識を向けることです。

膝は「きちんと伸ばす」「きちんと曲げる」で治す

膝の痛みを根本的に解消する方法は、「膝を動かす」ことに尽きると考えています。「動かす」ということを具体的にいうと、「きちんと伸ばす」「きちんと曲げる」ということです。

膝痛がある方に関していえば、すでに、常に膝が曲がった状態になっているので、とくに「きちんと伸ばす」ことから始めていただきたい。そのためにベストな方法は、次の章で詳しく説明しますが、まずは「歩く」ことです。筋肉トレーニングでも、膝に負荷をかけるスポーツでもありません。膝を伸ばすことを意識して歩くことが、もっとも膝痛を解消する効果的な方法なのです。

そして、曲げるときは、きちんと曲げる。

実は、膝をきちんと曲げるのは難しいのです。膝がなめらかに動くうちであれば、意識しなくてもきちんと曲がるのですが、膝に痛みが出て、曲がりづらくなってからでは、なかなかきちんと曲げることができません。膝に痛みがあると、正座ができなくなるのが、その証拠です。

ここで、膝に痛みがあったり、膝が固まっていたりする人が、きちんと曲げるにはどうしたらいいかについて解説しておきましょう。

膝の下側の骨は、脛骨の横に腓骨《ひこつ》があるので、紙を折りたたむように、ただまっすぐに鋭角に曲げるのは、健康な膝でないと難しいのです。すでに異常がある場合は、回旋しながら曲げる――少し引き伸ばしながら曲げる――と、きれいによく曲がります。

「引き伸ばしながら曲げる」というのは、人骨の模型を使ってお見せするとよくわかるのですが、言葉だけで解説するのは難しいものがあります。

少したとえになりますが、膝に痛みがある場合は、膝関節の中に引っかかりがあるので、それを無視して、ポキッと折るように鋭角に曲げることはできません。まず、少し引っ張るようにして引っかかりをはずし、その少し引っ張った状態でゆっくりと曲げるとうまくいくのです。

関節包に着目した膝の伸ばし方

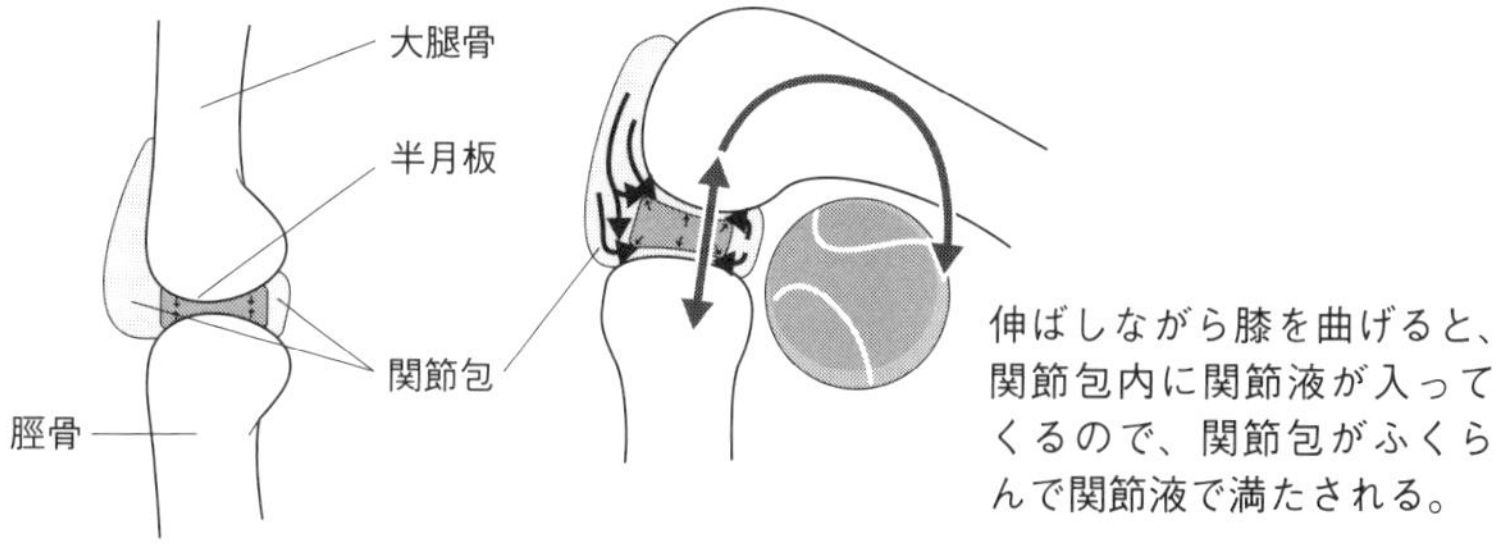

伸ばしながら膝を曲げると、関節包内に関節液が入ってくるので、関節包がふくらんで関節液で満たされる。

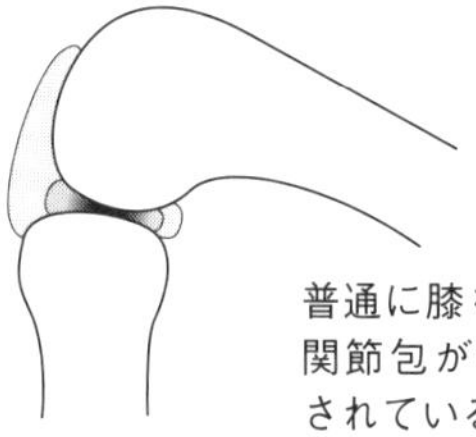
普通に膝を曲げる。関節包が押しつぶされている。

　私は、日々の施術において、この手技を取り入れていますが、特殊な技術がなければできないというわけではありません。もちろん、施術者には特殊な技術が要求されますが、自分でこの曲げ方を行うためには、テニスボールが１個あればいいのです。

　この詳しい方法については、後の章で解説します。ここでは、「きちんと伸ばすためには、膝を意識しながら歩く」「きちんと曲げるためには、引き伸ばしながら曲げる」ということを理解しておいてください。

膝を動かすことで「関節液」の代謝がアップ！

膝をよく動かすことの効果は、膝の可動域（動かせる範囲）を保つというメリットだけにとどまらず、実に、さまざまな副次効果をもたらしてくれます。

たとえば、膝関節内を見てみると——。

膝関節は「関節包」と呼ばれる大きな袋状のものに包まれていて、その中は〝潤滑油〟の役目を果たす「関節液」で満たされています。この関節液が潤沢にあり、サラサラとしたきれいな状態であれば、膝関節内の働きがスムーズになるのです。そのためには、膝をよく動かし、関節液の循環をよくすることが大事。

ところが、膝に痛みがあったり、膝が炎症を起こして腫れてくると、この関節液がにごってドロドロの状態に……。痛みがあると、つい膝を曲げたままの状態に固定してしまう

関節包内の構造

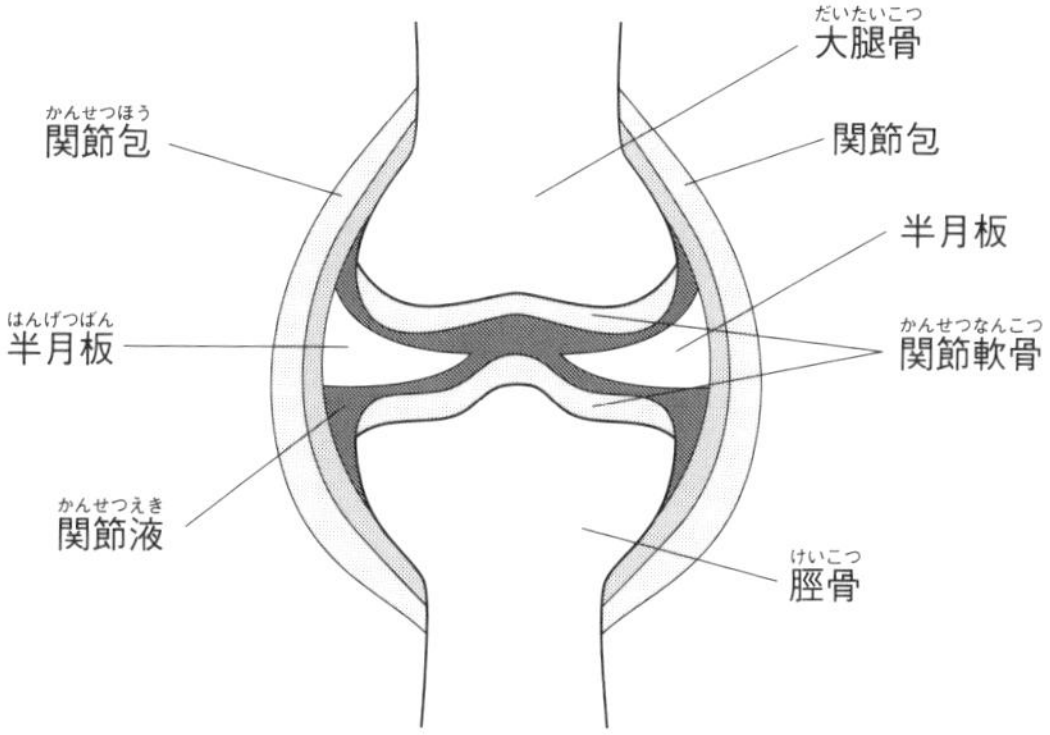

ため、関節液の循環が悪くなり、関節包は押しつぶされたスポンジのように縮んでしまうのです。

多少の痛みがあっても膝を動かすことが大事だと述べているのは、膝関節内の代謝を上げる効果もあるからです。膝の動きによって、新しい関節液がどんどん循環されるようになると、スポンジが水を吸ってふくらむように関節包の中がうるおうのです。

関節液の主成分は、もうおなじみになった「ヒアルロン酸」。膝に痛みがあるとヒアルロン酸を注入する治療を行ったりするのは、ヒアルロン酸には炎症を収める効果があるからです。

しかし、**人工のヒアルロン酸は、やはり**

天然のヒアルロン酸には勝てません。膝関節内の損傷の修復能力も、天然のヒアルロン酸のほうが優れているのです。

さらに、注射でヒアルロン酸を注入しても、その効果は長続きしませんが、膝を動かしていれば、常に関節液を循環させ、天然のヒアルロン酸がたっぷり含まれた新しい関節液を補充しつづけることができるのです。

膝を動かすというのは、「伸ばす・曲げる」をきちんと行うこと、そして、「歩く」ということ。

実は、きちんと歩いていると、ふくらはぎの筋肉をしっかり使うため、「第二の心臓」と呼ばれるふくらはぎによる「筋ポンプ効果」も期待できます。筋ポンプ効果のひとつには、膝関節はもちろん、足から全身にかけての循環をよくする働きがあります。このことについては、また詳しくご説明しましょう。

膝痛には、腰の「仙腸関節」の矯正も必要

膝痛は関連痛だと申し上げてきました。なかでも、「腰」との関連はとても密接で、膝が痛い人のほとんどは腰痛持ちでもあるので、あわせて解消していくことが真の意味での根本治療につながります。

もちろん、膝を動かすことによって、腰の関節も自然に動くようになります。しかし、この本では、膝痛解消の体操やストレッチの中に、腰にダイレクトに効果がある方法も取り入れています。

ここでは、腰（実際には、骨盤）にある重要な「仙腸《せんちょう》関節」について解説しておきましょう。

腰は、腰椎という5つの骨でできており、その下方は骨盤内にある「仙骨《せんこつ》」につながっています。骨盤は、「腸骨《ちょうこつ》」という大きな2枚の骨と、その中央にある仙骨でできてい

て、腸骨と仙骨は「仙腸関節」でつながっています。そして、仙骨は仙腸関節によって、ほんの数ミリ程度ですが動いています。

骨盤が動くというイメージはあまりないかもしれません。しかし、いい姿勢をとっているとき仙骨はまっすぐ立っていますし、姿勢が悪かったり、だらしなく座ったりすると、仙骨は後ろに倒れています。後ろに倒れると、腰が丸くなるので、腰のクッション材である椎間板《ついかんばん》が押しつぶされ、腰痛の原因を引き起こすことになるのです。

そのまま悪い姿勢を取り続けていると、仙腸関節は動きが悪くなって、次第に固定（ロッキング）されてしまいます。

腰痛というと、腰椎や椎間板ばかりを重視しがちですが、実は、仙腸関節がとても重要な働きをしていて、「動く」ことが大事なのです。40代でも現役の大リーガーを務めるなど、優れたスポーツ選手は、この仙腸関節の動きがいいことが知られています。

私自身、最初は仙腸関節の重要性に気づいていませんでしたが、今では違います。**体の土台ともいえる仙腸関節が固まることと姿勢の悪さとは、「鶏が先か、卵が先か」というぐらい密にかかわっていて、どちらが先であったにせよ、結果的には、腰痛や膝痛**

骨盤の構造と「仙腸関節」の位置

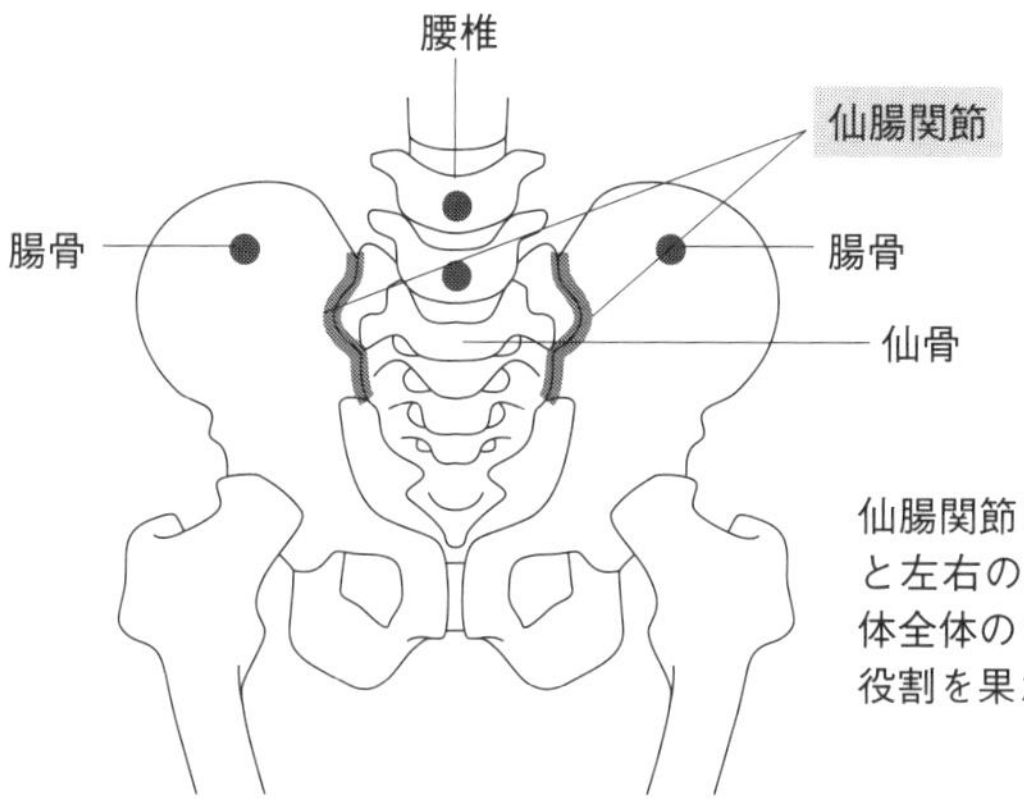

仙腸関節は、骨盤中央の仙骨と左右の腸骨の境目にあり、体全体のクッションのような役割を果たしている。

を引き起こすことがわかったからです。

仙腸関節も、膝関節と同様、関節包という袋の中におさまっていて、引っかかりが起きやすいところです。しかし、この引っかかりも簡単な体操で解消することができます。仙腸関節が動くようになると、骨盤内の血液循環がよくなることはもちろん、足から全身にかけての素晴らしい効果を期待できます。

若さを保つには、筋肉より、関節を意識する

人を見て、若いかどうかを判断する物差しのひとつは、私は「関節のなめらかさ」だと思っています。みなさんも、体のやわらかさが、若さを左右すると考えるのは同じでしょう。しかし、**体がやわらかいというのは、筋肉のやわらかさより、実際は、関節のやわらかさのほうが重要なのです。**ヨガの先生でも、関節痛が多いのはそのためです。

たとえば、ある程度高齢で、関節が固まってしまった人が筋肉ストレッチをしたとします。すると、筋肉はやわらかくなるかもしれませんが、動きが直線的になってしまい、なめらかな動きにはなりません。**関節が大きく、きちんと動いていないと、なめらかな体はつくれないのです。**

筋肉のストレッチはもちろん大事ですが、同時に、関節ストレッチを行って、関節の可動域を若いころと同じように保つことが大事なのです。

というと、「関節だって老化するから、若いころと同じなんて無理」と思われるかもしれません。しかし、関節は、常に動かしつづけていれば、実は老化とは関係なく、可動域を保つことができるのです。

そして、関節がきちんと動くなめらかな体が、若さにつながります。関節がやわらかいと、筋肉も自然に動くようになるので、筋ポンプ効果で血流がよくなり、結果、全身の美容効果やアンチエイジング効果をもたらしてくれます。

ところが、筋肉と関節のストレッチでどちらが簡単かというと、筋肉のほうなのです。固まってしまった関節を動かすのは、本人も、施術者も怖いもの。つい、「動かさなくていい」という安全な方向に逃げてしまいます。そのため、たいがいの人が筋肉のことばかり意識して、関節のことをあまり考えていないのです。

しかし、関節がどれだけ重要であるかを理解すると、一気に「関節を動かしてみよう」というモチベーションが上がり、ストレッチやウォーキングに積極的に取り組んでくれる方が、がぜん、増えます。この章では、関節のメカニズムと重要性について認識し、次章以降の具体的な運動やストレッチに取り組んでいただければと思います。

関節を動かすというのは、急激に動くようになるものではなく、少しずつ、徐々にやわらかくなっていくものです。膝関節は、今までの生活習慣によって、積もり積もって固まってきたのですから、治すときも「積もり積もってよくなっていく」というイメージで、少しの間、膝痛の解消に踏ん張っていただきたいと思います。

第2章のまとめ

・膝は体重が乗る「荷重関節」である。
・膝を曲げていると大腿四頭筋が収縮して、痛みが起きる。
・半月板がすり減ると、変形性膝関節症の可能性が大。
・足の筋肉トレーニングをしても膝痛は治らない。
・膝を動かすことで、関節液の循環をよくする。

第3章

「膝をきちんと曲げて伸ばすだけ」で完治する

姿勢と重心を意識するだけで痛みは消える

今まで、膝痛を解消するには、「正しい姿勢」をとることが大切だと述べてきました。姿勢というのは、もう当たり前のことすぎて、それを論じる人がいません。しかし、常に意識していないと、年齢とともにどんどん悪くなっていきますし、また、大人が姿勢について教えないと、子どもの姿勢も早い時期から悪くなってしまいます。

ここでは、改めて、「正しい姿勢」とはどういうものかを具体的に解説しますので、ご自身の姿勢を見直していただきたいと思います。

正しい姿勢とは、背骨（胸椎《きょうつい》から尾骨《びこつ》まで）がきれいなS字カーブを描いていて、頭がきちんとその中心に乗り、膝がピンと伸びている状態です。

自分が正しい姿勢をとれているかどうかをチェックするには、壁を背にして立ち、「気をつけ」の姿勢で立ってみるといいでしょう。このとき、「後頭部」「肩甲骨《けんこうこつ》」「お

正しい姿勢、悪い姿勢

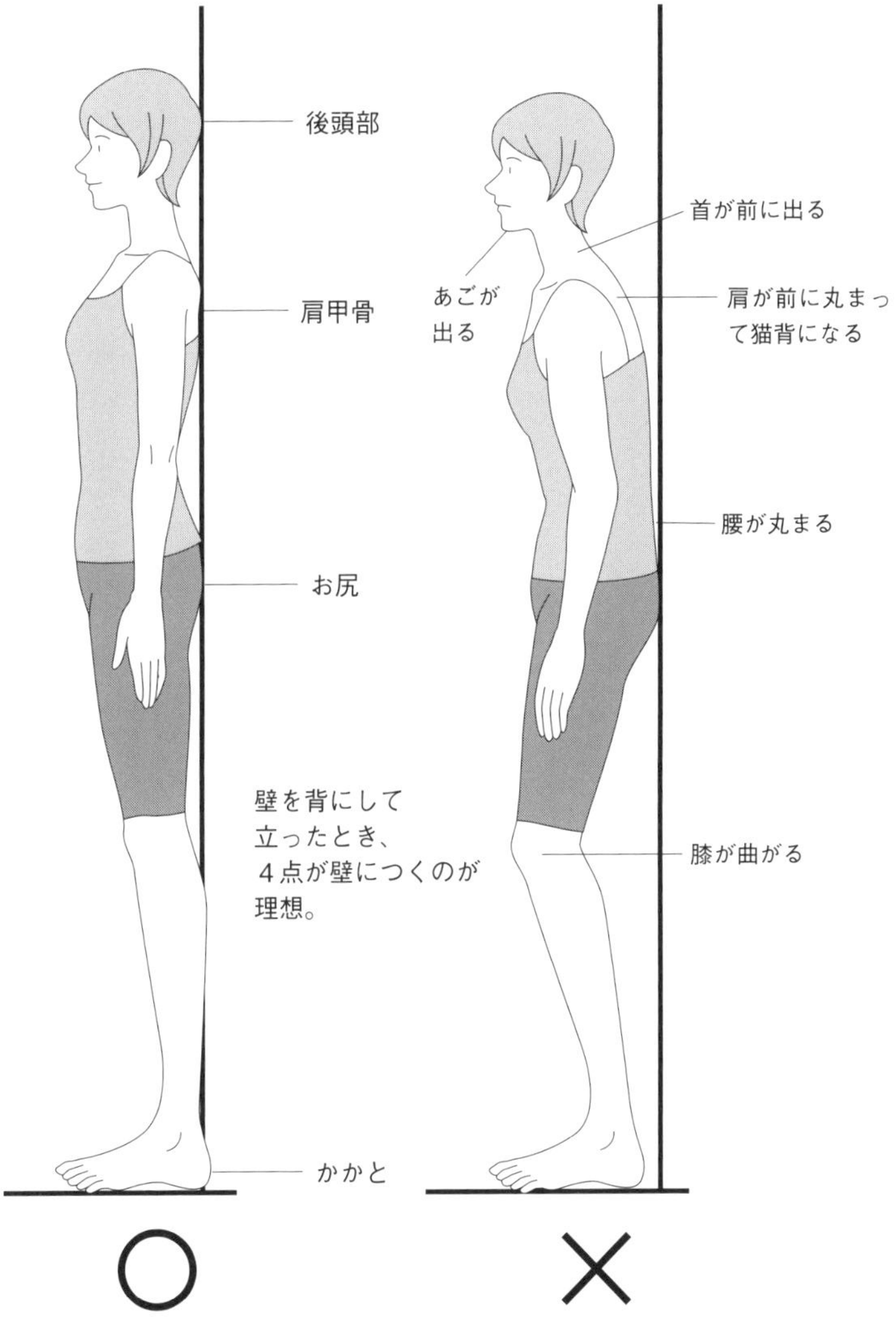
後頭部
肩甲骨
お尻
かかと
壁を背にして
立ったとき、
4点が壁につくのが
理想。
○
首が前に出る
あごが
出る
肩が前に丸まって猫背になる
腰が丸まる
膝が曲がる
×

尻」「かかと」の4点が壁についていれば、正しい姿勢をとれています。もし、どこか1点でもつかない場所があれば、自分は姿勢が悪いと認識してください。

たとえば、後頭部がつかない人は、首が前に出るクセがついています。ふだん、うつむいている時間が長いのでしょう。仕事や家事、趣味のことなどなんでもそうですが、人は作業をするときにうつむきます。でも、作業をしていないときは、あごをしっかり引いて、首を正しい位置に戻さなければなりません。

肩甲骨がつかない人は、猫背になっています。

お尻がつかない人は、腰が丸まって、下腹が突き出ているでしょう。

かかとがつかない人は、膝をピンと伸ばすことができないでしょう。

こうした姿勢の悪い人は、体の「重心」がずれていることも問題です。

私たちの体は、二本足で立つために、常に絶妙なバランスを取っており、重心の位置は、背骨を中心にして、頭頂部からかかとを貫いています。左のイラストを見るとわかりますが、頭上から俯瞰《ふかん》すると、重心の位置はかなり後ろ、つまり、背骨寄りになります。

私たちは、重心といわれると、たいがいの人は、体の中心を貫いている感覚をもって

頭頂から見た重心の図

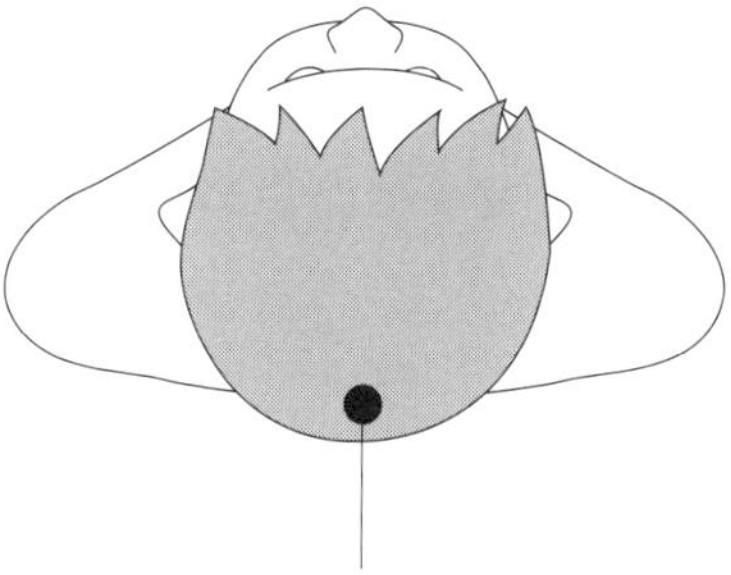

頭頂から見たときの背骨の位置はココ！

います。しかし、実際は「前3対後ろ7」ぐらいの割合で、重心は背中側にあるのが正しいのです。なぜなら、背骨は体の後ろ（背中）側にあり、体の前の部分には内臓がついているからです。

この「自分の感覚」と「実際の重心の位置」のずれに気づくことが、姿勢を正すうえで大事になります。姿勢が悪くなると、重心が前にずれてしまうので、膝を曲げてバランスを取るようになります。すると、膝への体重の負荷が増えるので、膝痛を起こしてしまうのです。

自分の姿勢のどこが、どのように悪いのか、重心の位置を勘違いしていないか、今一度、振り返ってみてください。

自分の歩き方のクセを分析する

姿勢の見直しとともに行っていただきたいのが、自分の歩き方のクセを知ることです。今は、スマートフォンなどにもビデオ機能がついている時代なので、自分の歩き方を客観的に見ることができます。まだ見たことがないという方は、家族などに一度、自分の歩き方を撮影してもらうといいでしょう。

自分では、左右均等にまっすぐ歩いているつもりでも、どうしても左右どちらかの肩が前に出て、上体を少しねじったような姿勢で歩いていることがよくあります。O脚気味の人は、歩くとき、体が左右に揺れているものです。

すでに膝に痛みがある人は、無意識のうちに痛いほうの膝をかばうので、かなり左右差のある歩き方をしています。この場合、痛みのないほうの足に体重の負荷をかけるので、やがて、両膝に痛みが出てくることになります。

悪い姿勢の歩き方
(右膝が痛くなる例)

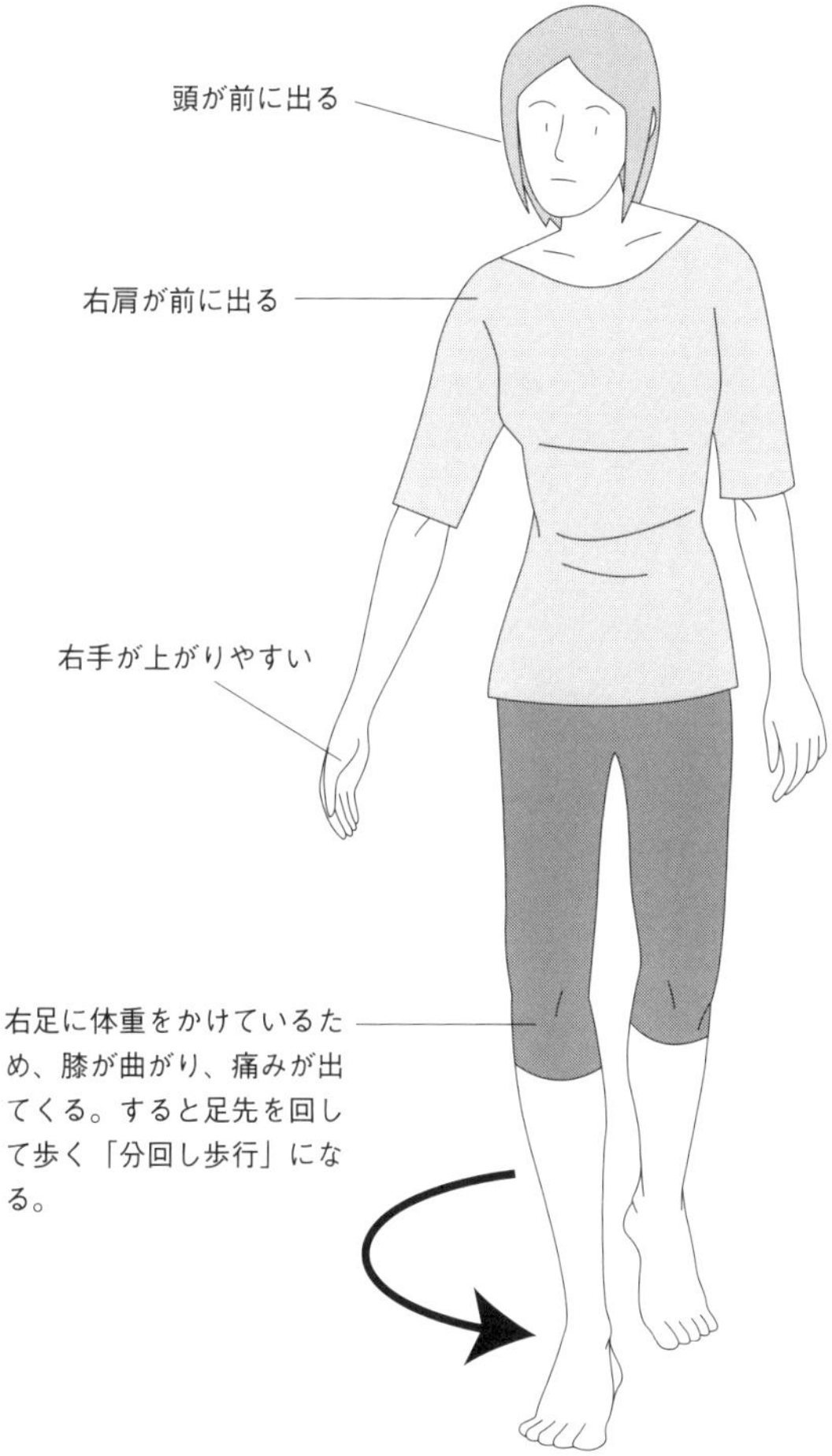
頭が前に出る
右肩が前に出る
右手が上がりやすい
右足に体重をかけているため、膝が曲がり、痛みが出てくる。すると足先を回して歩く「分回し歩行」になる。

なぜ、歩き方のクセを理解することが大事かというと、膝の痛みを解消するいちばんお勧めの方法は、ウォーキングだからです。このウォーキングを正しく行うためにも、「現状の自分はどんな歩き方をしているのか？」を知ることが、とても重要です。

膝は、たいがい片方ずつ痛くなるので、たとえば、右膝が痛い場合は、右膝を意識して「伸ばす」ように歩くことが、ウォーキングの効果を上げるポイントになります。

男性の場合は、最初に右膝が痛くなるという方が6割。女性の場合は反対で、最初は左膝が痛くなる方が6割――。この男女差の比率については、私が診察を続けてきた経験上としか述べられませんが、たいがい片膝から痛くなり始めます。

いずれにしても原因は、姿勢の悪さです。姿勢を意識していないと、つい首が前に出て、背中や腰が丸くなるので、自然の流れとしてバランスを取るために、どちらかの肩が斜め前に出てきます。右足が軸足の人は、上体をねじって右肩が斜め前に出てきます。このねじる姿勢は、腰の椎間板にとって非常に負荷になるので、次に、右の腰が痛くなり、最後に右足の膝が痛くなるという流れになります。

これが女性の場合だと、左肩が斜め前に倒れて、左の腰が痛くなり、左膝に痛みが出る人が多くいます。

このことを理解していると、診察室に入ってきた患者さんの歩き方を見るだけで、たいがい、どちらの膝が痛いのかわかります。右肩が前に出て、右足を突っ込むような感じで歩いている方は、右膝に痛みを抱えています。

患者さんをパッと見ただけで、どこが痛いかすぐにわかるというのは、ちゃんと根拠に基づいたことなのです。しかし、医療従事者に限らず、これは、自分でも気づくことができます。ビデオで自分を撮影してもいいし、歩くときに姿勢に意識を集中させる方法もあります。

もしくは、靴底の減り方を観察することも大事です。両側の靴底が平らに、均等に減っている人は、姿勢がよく、足腰の痛みとは無縁のことでしょう。たいがいは、左右どちらかの靴底の減りが早いはず。減りの早いほうの足が軸足なので、将来、その足の膝に痛みが出てくる可能性があります。

靴底の外側が多く減っている人は、すでにO脚の可能性があります。前にも述べましたが、O脚の人は膝痛のリスクがより高いので、自分の体のクセを知って、早くから膝のケアをすることが必要です。

後ろ足の膝を伸ばして、正しく歩く

では、いよいよ、どのように膝を伸ばし、姿勢を正していくかについて具体的な方法をお伝えします。

膝が痛くなるのは、①歩かない座りっぱなしの生活、②姿勢の悪さ、という大きな2つの原因があるので、この両方を一気に解消するために、正しく歩くことを始めましょう。

「膝が痛いのに歩くんですか？」

「杖がなければ歩けないのに歩くんですか？」

など、すでに疑問を感じた方もたくさんいると思いますが、答えは、すべて「ＹＥＳ」です。**膝が痛いからこそ、「膝を伸ばすことを意識したウォーキング」を行うことが、膝を伸ばし、動かし、膝関節内の循環をよくし、全身の姿勢を正すことにつながるのです。現状がどんな状態であれ、まずは歩きましょう。**

正しい歩き方

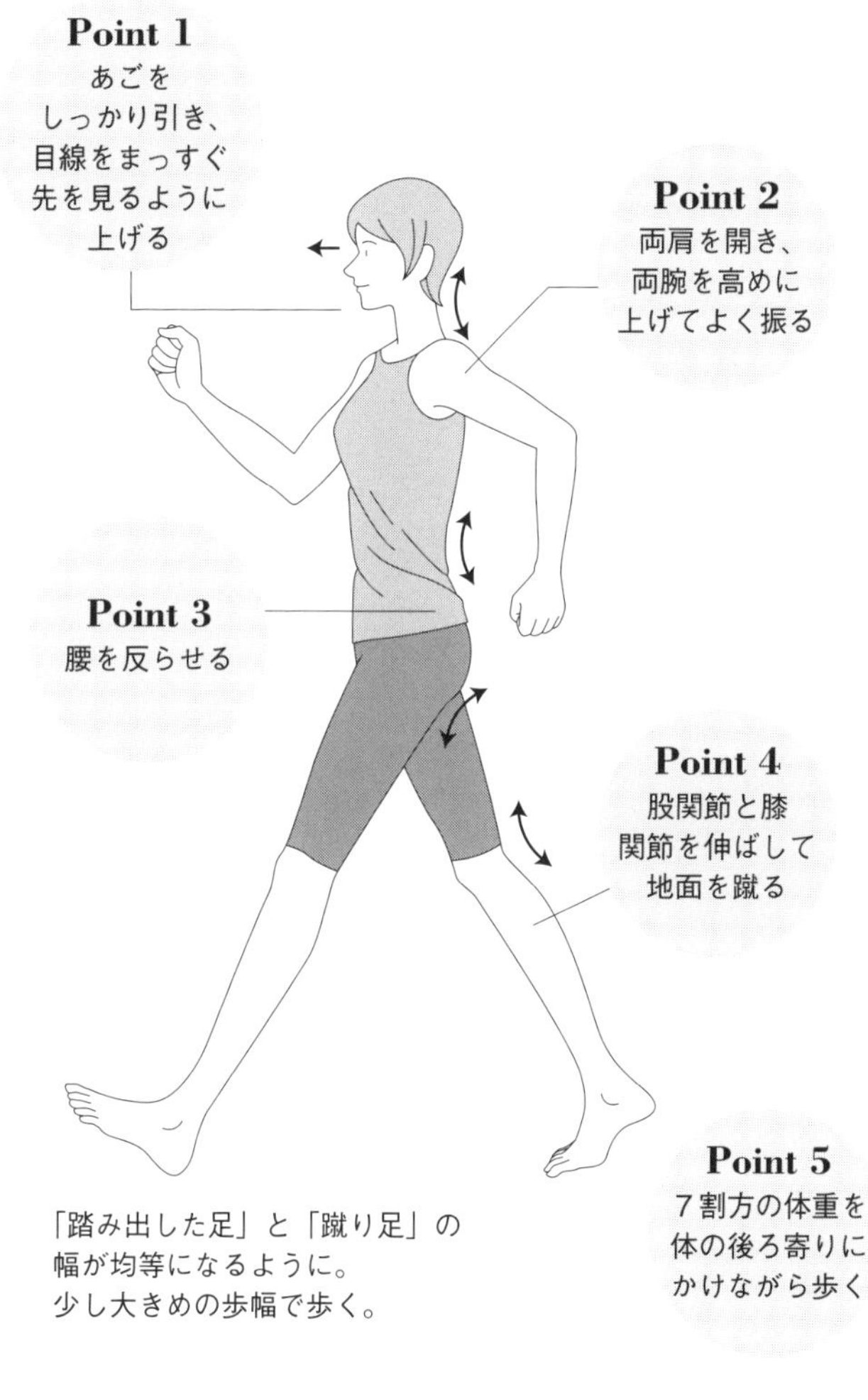
Point 1
あごを
しっかり引き、
目線をまっすぐ
先を見るように
上げる
Point 2
両肩を開き、
両腕を高めに
上げてよく振る
Point 3
腰を反らせる
Point 4
股関節と膝
関節を伸ばして
地面を蹴る
Point 5
７割方の体重を
体の後ろ寄りに
かけながら歩く

「踏み出した足」と「蹴り足」の
幅が均等になるように。
少し大きめの歩幅で歩く。

ウォーキングや正しい歩き方については、非常にいろいろなハウツーがあり、すでに知識を持っている人も多いはず。しかし、膝の痛みを解消するための歩き方のコツは、ズバリ、

「姿勢を正すことを意識して、後ろ足の膝と股関節を十分に伸ばす」

の一言に尽きます。もちろん、正しい歩き方をするために注意すべき点はいくつもあります。しかし、あれもこれも意識して歩くというのは、なかなかできるものではありません。まずは、「後ろ足の膝と股関節を伸ばす」という、ただ一点に意識を集中することから始めてください。

ウォーキングというと、私たちはどうしても前足に注意しがちです。「大きく踏み出そう」とか「足をしっかり上げよう」などと考えてしまいます。しかし、**膝痛の解消に重要なのは、「後ろ足の膝を伸ばす」こと。これは無意識ではできません。だから、正しくウォーキングを行うために、まずは、この一点を意識することが非常に重要なのです。**

この「後ろ足の膝を伸ばす」というワンポイントに、最低限つけ加えたいことを、3つだけあげることにしましょう。それは、

①「3対7」の割合で、後ろに体重をかけるように背すじを反らす
②ゆっくり歩く
③5分間、しっかり集中して歩く

です。

①は、文字どおり、重心の位置を意識するということです。膝痛の人は、膝が常に曲がっていて、背中が丸まっているため、重心が前にずれています。背すじを思いっきり伸ばして、胸を開くようにし、体重の7割を後ろにかけるように意識します。

自分では「こんなに後ろに体重をかけて大丈夫なのか」と思うほどのところが、実は、ちょうどいい重心の位置なのです。それで、今まで後ろに倒れた人を見たことがないので、ご安心を！　それほど、思いきって、後ろに体重をかけてみてください。

②は、**膝痛の解消にとって、早く歩く必要はまったくないということです。早く歩こうとすると、姿勢が前かがみになるので、かえってよくありません。**もし、歩く目的がダイエットなら、息が上がる程度に歩くことが必要でしょう。しかし、膝痛の解消には、「膝を伸ばす」というワンポイントに集中して、ゆっくり、ていねいに歩くことが最優先事項になります。

③に関しては、歩くことに意識を集中できるのは、そんなに長い時間は無理だからです。私たち一般の人は、競歩のスポーツ選手のようには歩けませんから、最初は5分から始め、10分まで続けられるようになればいいと思っています。

5分間集中して歩き、帰りの5分は普通に歩いて帰ってきても、膝を伸ばすウォーキング効果は十分に上がります。たとえば、銀行にお金をおろしに行くのでも、買い物でもかまいません。**行きは手ぶらで、正しい歩き方に集中して歩き、帰りは普通に歩いて帰ってきます。これを一日に1回は行います。できれば、銀行と買い物は別にし、午前中と夕方に分けて出かけるようにすれば、一日2回、ウォーキングできることになります。**たくさん用事をつくり、なるべく外出の機会を多くしましょう。

さらに歩く効果を上げるには

ここまで読んでいただいたら、まずは、正しいウォーキングを実践してみてください。人は、同時にたくさんのことにチャレンジし、それを習慣として身につくまで繰り返すのは難しいものだからです。まずは、「膝を伸ばして歩く」という非常にシンプルなことを、しっかり身につけていただきたいと思います。

そのうえで、さらに効果を上げたいという方のために、「膝を伸ばすウォーキング」にプラスするといいことをお伝えします。

ひとつは、**「腕をよく振って、上体をねじりながら歩く」**です。最近はウォーキングがブームなので、街中でも歩いている人をよく見かけるようになりましたが、もったいないと思うのは、上体がまっすぐ前を向いたままの人が多いことです。

もちろん、歩かないよりは歩いたほうがいいのですが、そこに、「上体をねじる」というワンポイントを加えると、さらに、首や腰の関節の動きもよくなるのです。**大きく腕を振り、その動きに合わせて、ウエストを左右にひねりながら歩きましょう。**人は、この「ねじる」という運動が得意ではないので、歩きながら取り入れるようにすると自然にできます。そういう意味で、フィギュアスケート選手の回転ジャンプは評価が高いのでしょう。

このねじりの効果は、すぐに気がつかないかもしれません。でも、日常生活の中で、ふと後ろを振り返ったときなどに、首や腰がスッと回るのを実感できるでしょう。車を運転する方は、バックを確認するときに、「すごく振り向きやすくなりました！」と話してくれることがよくあります。

もうひとつのプラスポイントは、**歩きながら、両手を上げて腰をグーッと反らしたり、手を後ろで組んで胸を反らす体操を取り入れることです。姿勢が悪い人は、背中や肩が丸まってこり固まっているので、なかなか伸ばすことができません。**

そこで、膝伸ばしウォーキングのついでに、この簡単な体操を取り入れると、「わざわざ体操をする」というめんどうくささがなく、さらに、ウォーキング姿勢の矯正にもなるので、一挙両得の効果を得られます。

ウォーキング中にさらに姿勢を意識づけする体操

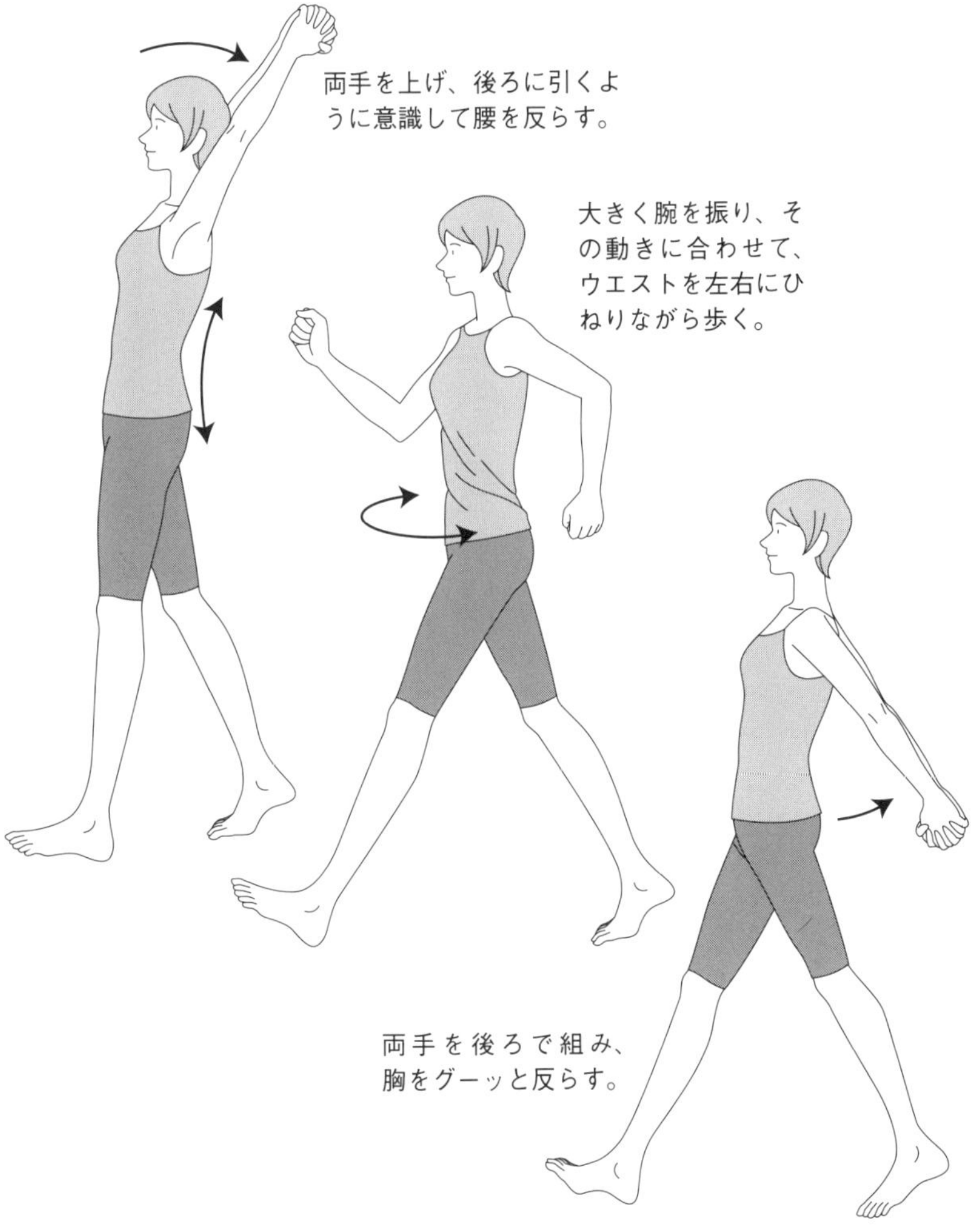
両手を上げ、後ろに引くように意識して腰を反らす。
大きく腕を振り、その動きに合わせて、ウエストを左右にひねりながら歩く。
両手を後ろで組み、胸をグーッと反らす。

関節イキイキ体操

膝伸ばしウォーキングは、私も毎日、10分くらい行っています。実際にやってみると、無意識にただ歩くという行為と、意識的に膝を伸ばしてウォーキングをする行為の違いがよくわかります。

私は、膝伸ばしウォーキングを真剣に行うと、冬場でも5分くらいで背中に汗をかいてしまいます。5分歩いても全然汗もかかないし、体も温まらないという方は、「まだまだ自分は怠けているんだな」と、ご自身にハッパをかけていただきたいと思います。

そのウォーキングの途中で、**「ちょっと膝が痛くなってきた」「疲れてきた」と感じたときに行うと効果的なのが、「関節イキイキ体操」です。**私はウォーキングとこの体操はセットにして毎日行っています。また、**ウォーキング後の体が温まっているときも、スムーズに膝を伸ばせるいいタイミングなので、ぜひ、行ってみてください。**

愛読者カード

今後の出版企画の参考にいたしたく、ご記入のうえご投函くださいますようお願いいたします。

本のタイトルをお書きください。

a 本書をどこでお知りになりましたか。

1．新聞広告（朝、読、毎、日経、産経、他）　2．書店で実物を見て
3．雑誌（雑誌名　）　4．人にすすめられて
5．書評（媒体名　）　6．Web
7．その他（　）

b 本書をご購入いただいた動機をお聞かせください。

c 本書についてのご意見・ご感想をお聞かせください。

d 今後の書籍の出版で、どのような企画をお望みでしょうか。興味のあるテーマや著者についてお聞かせください。

ご協力ありがとうございました。

郵 便 は が き

料金受取人払郵便

小石川支店承認

1344

差出有効期間
平成26年12月
1日まで

切手をはらずに
お出しください

112-8731

東京都文京区音羽二丁目
十二番二十一号

講談社エディトリアル 行

ご住所	□□□-□□□□		
(フリガナ) お名前		男・女	歳
ご職業	1.会社員 2.会社役員 3.公務員 4.商工自営 5.飲食業 6.農林漁業 7.教職員 8.学生 9.自由業 10.主婦 11.その他( )		
お買い上げの書店名	市 区 町 書店		
今後、講談社より各種ご案内などをお送りしてもよろしいでしょうか。 送付をご承諾いただける方は○をおつけください。	承諾する		

TY 000015-1207

膝の体操

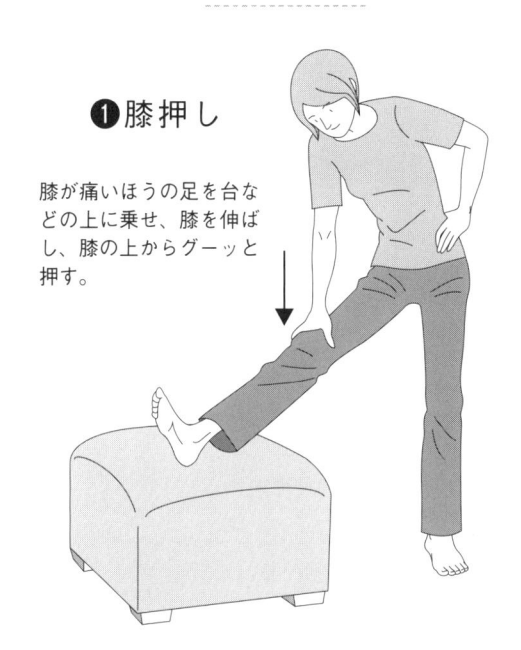

❶膝押し

膝が痛いほうの足を台などの上に乗せ、膝を伸ばし、膝の上からグーッと押す。

❷膝のお皿回し

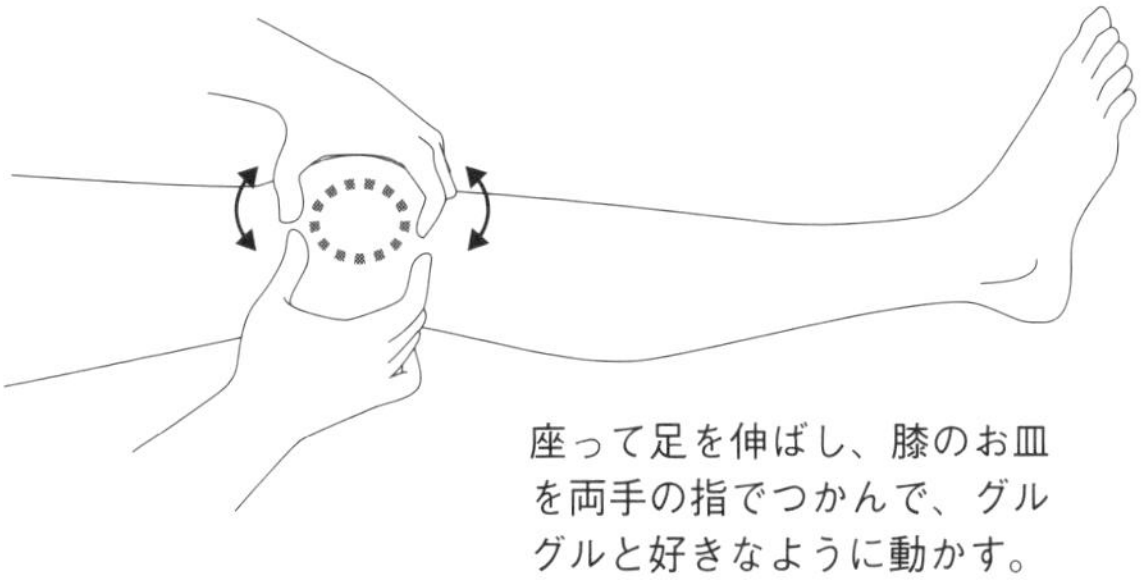

座って足を伸ばし、膝のお皿を両手の指でつかんで、グルグルと好きなように動かす。

①の**「膝押し体操」は、**階段や公園のベンチなど、ちょっとした高さのあるところに足をかけて行います。**なるべく股関節を開くように足を広げ（内ももの筋肉が伸びるイメージ）、膝の裏をピンと伸ばすようにして、膝の上をグーッと押します。歩いていて膝が痛くなったときにも、この体操は効果的なので、痛いほうの足はとくに入念に。**長く歩けない方はとくに、ウォーキング中の休憩タイムとして行うといいでしょう。

②の**「膝のお皿回し体操」は、**座って足を伸ばし、膝のお皿（膝蓋骨）を両手の指でつかみ、前後左右に、グルグルと好きなように動かします。お皿を動かすと、**関節液の循環がよくなるので、膝がよく動くようになります。**

③の**「太もも伸ばし体操」は、**太もも（大腿四頭筋）だけでなく、股関節から仙腸関節までのラインをすべて伸ばす体操です。膝が曲がっていることで常に縮んでいる大腿四頭筋をグーッと伸ばすと気持ちがよく、**丸まっている腰を反らす効果もあります。**

④の**「股関節内旋《ないせん》曲げ」は、**O脚の原因である股関節の外旋《がいせん》を内旋にして、結果的に足の重心線を整えます。また、**腰からの坐骨神経痛にも効果大です。**

なお、この4つの体操は、家の中で好きなときに、無理せず行うのもお勧めです。

膝と股関節、仙腸関節の体操

❸太もも伸ばし

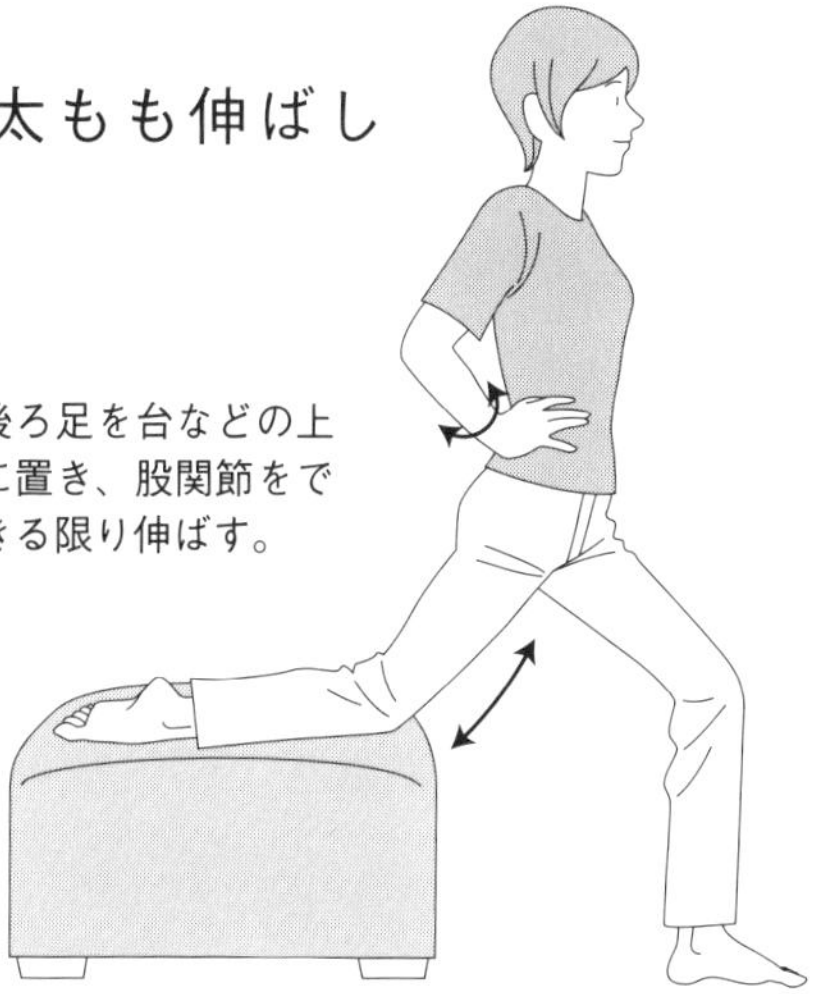

後ろ足を台などの上に置き、股関節をできる限り伸ばす。

❹股関節内旋曲げ

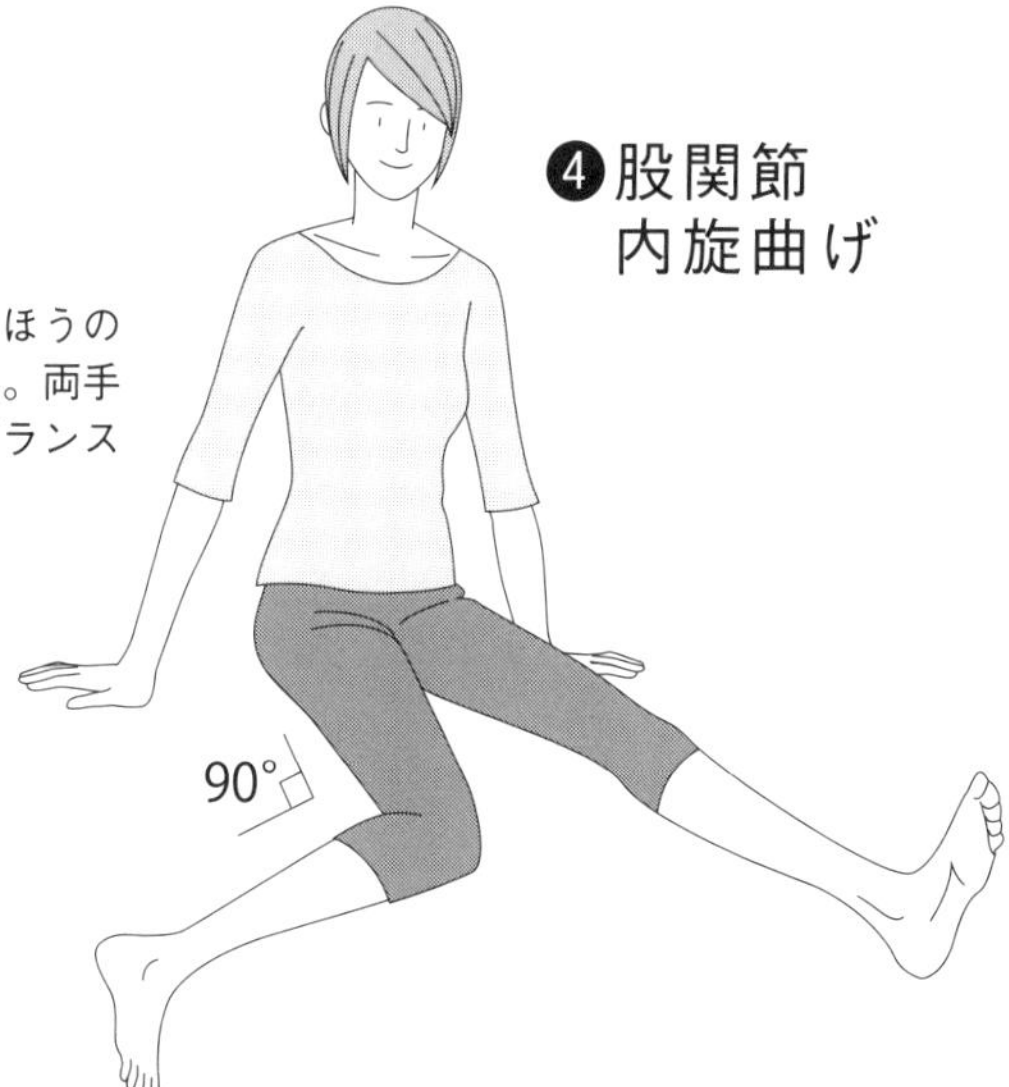

座って、膝が痛むほうの足を90度に曲げる。両手は後ろについてバランスをとる。

入浴中にこそ「膝の曲げ伸ばし」を！

すでに膝に痛みがあって、まっすぐに伸ばすことができず、「膝を伸ばすのが怖い」という不安を感じている方に真っ先にお勧めしたいのが、入浴中の「膝の曲げ伸ばし」です。膝が痛いからといって、何もしないでいては、痛み解消への道を歩むことはできません。

入浴中は、体が温まっているため、血液の循環がよくなり、自然に痛みがやわらいでいるときです。このチャンスを利用して、少しずつでいいので、膝を伸ばすことを習慣づけていきましょう。

お風呂につかっているときは、気持ちもリラックスしているので、「膝をきちんと伸ばす」「きちんと曲げる」といった、ていねいな動きもやりやすくなります。

入浴中の膝の曲げ伸ばし体操

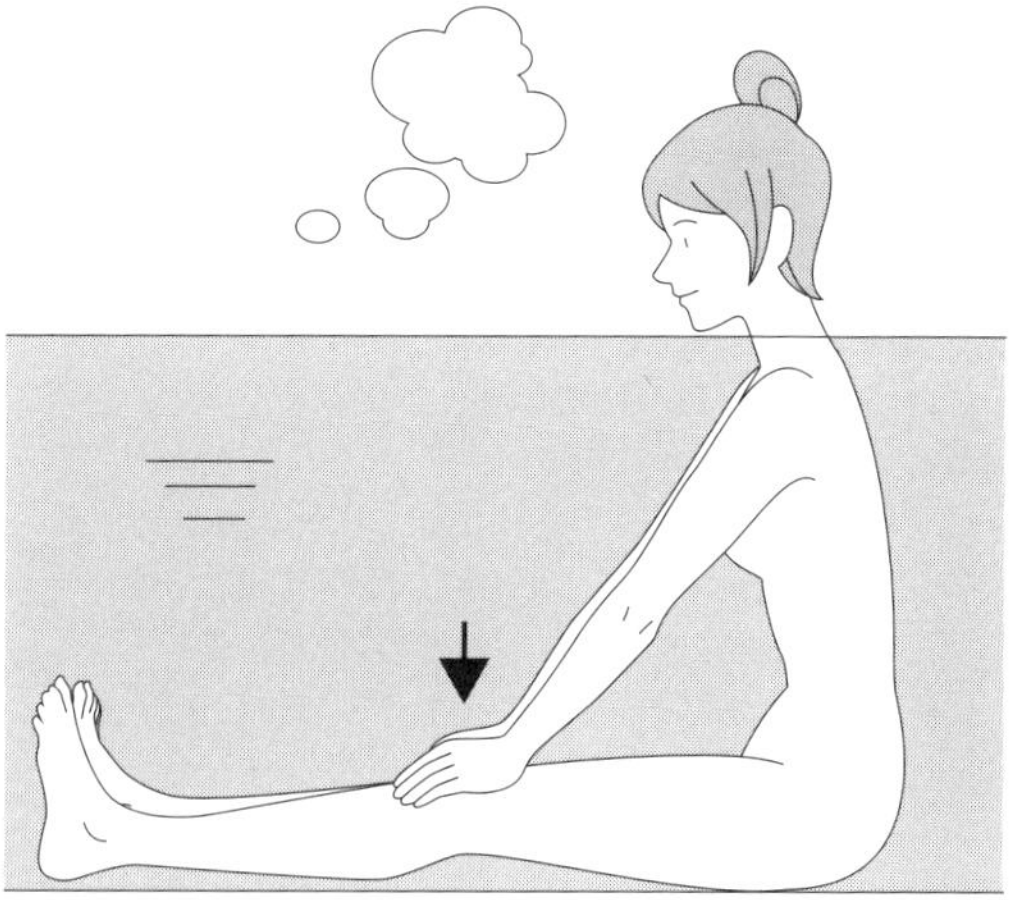

両足を伸ばし、膝を手でグーッと押す。膝の裏を浴槽の底につけるようなイメージをもって。

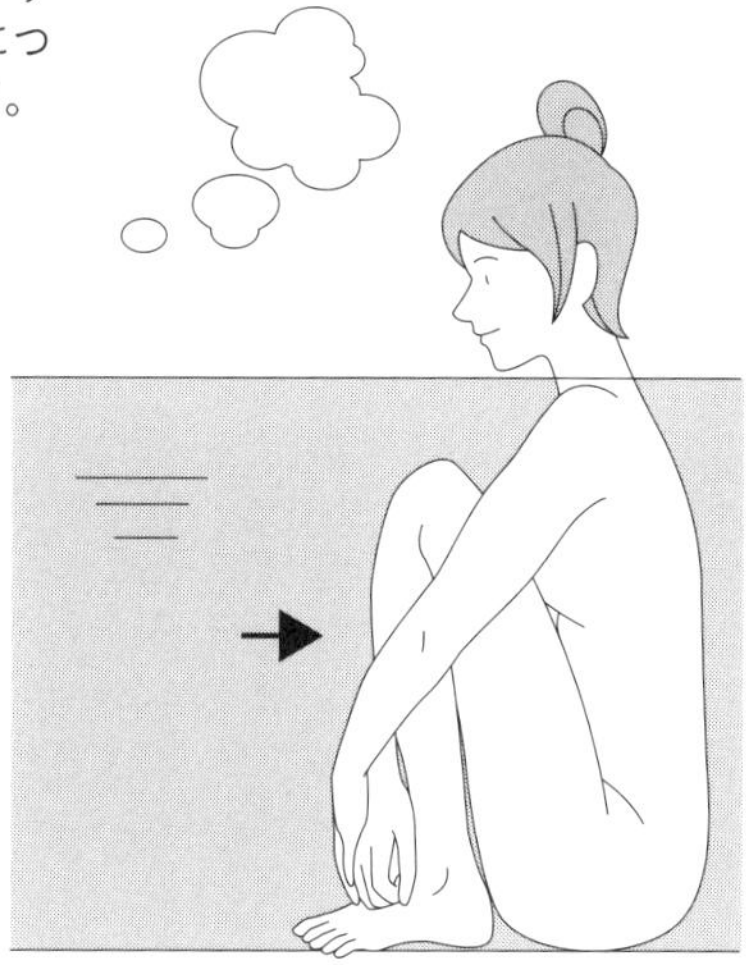

膝を曲げ、両手で足を持って、グーッと引き寄せる。できれば、かかとがお尻につくイメージで。

方法は簡単です。**お風呂に首までつかって、10分ぐらい体を温めたら、まず、浴槽内に座った姿勢で、足をまっすぐ伸ばします。このとき、とくに意識するのは、膝の裏です。**膝の裏にグーッと力を入れて、膝の裏を浴槽の底につけるようなイメージをもって、できる限り伸ばしましょう。

十分に伸ばしたら、**今度は膝を曲げ、両手で足を持って、自分の体にグーッと引き寄せます。できれば、かかとがお尻につくくらいまで、膝を十分に曲げましょう。**

あとは、この「伸ばす」「曲げる」をゆっくりと何回か繰り返します。とくに回数は決めなくてかまいません。お風呂につかりすぎてのぼせない程度に、そして、自分が満足できる程度に行ってください。

以上のストレッチができるようになって、まだ余裕があるようなら、最後に、立って行うストレッチを取り入れると、さらに膝伸ばし効果が上がります。

それは、**浴槽内で立ち上がり、片足ずつ伸ばし、膝のお皿を手でつかんで、グーッ、グーッと体重をかけて膝を伸ばす体操です。**こうして、文字で書くと難しそうですが、学校の体操の時間に準備運動としても取り入れられている、とてもポピュラーな体操で

体が温まったあとの膝を伸ばす体操

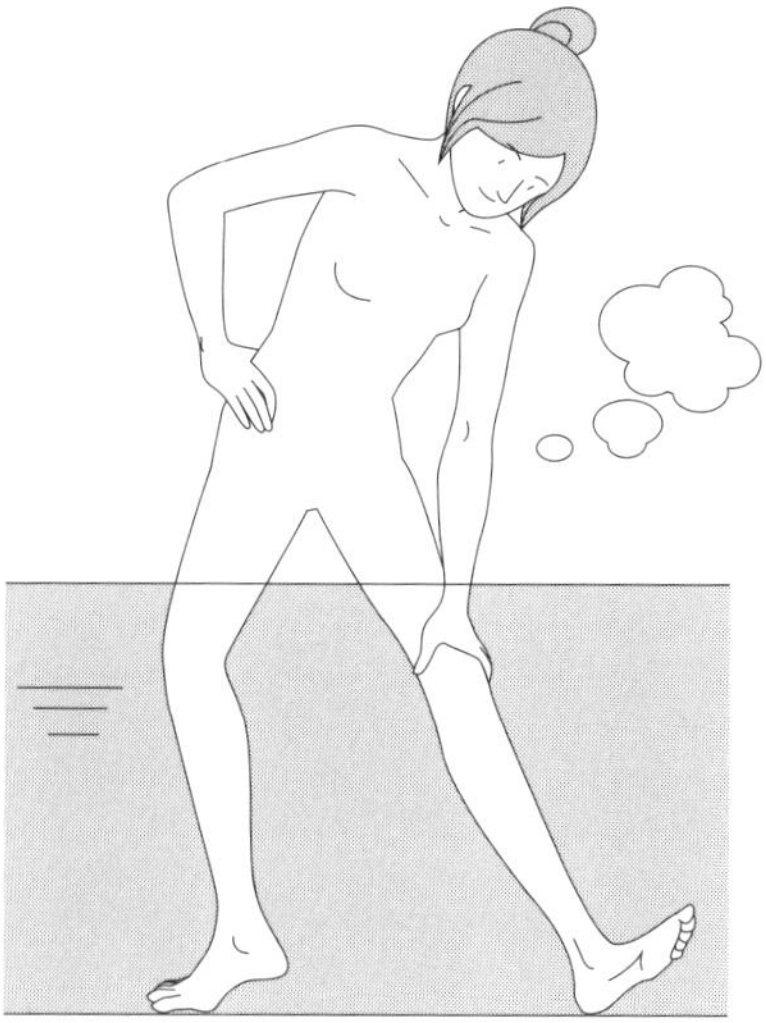

片足ずつ伸ばし、膝のお皿を手でつかんでグーッと体重をかけて、膝を伸ばす。

す。イラストを見ればすぐにわかるでしょう。

私自身は、入浴中の体操として、座った姿勢での膝の曲げ伸ばしと、最後に、立ち上がっての膝伸ばし体操をセットで行っています。

もし、浴槽内で立って行うのが不安という方は、お風呂から上がってから行ってもかまいません。いずれにしても、**膝が温まっているときに行うことに、固まっている膝を広げやすく、かつ、痛みも少ないというメリットがあります。**

テニスボールを使った膝のストレッチ

前章の第2章で、膝に痛みがある人は、膝関節内に「引っかかり」があるため、鋭角に曲げることが難しいというお話をしました。その解決策として、膝は、「伸ばして引っかかりをはずしながら曲げる」ことが必要だとも書きました。

この関節内の引っかかりをはずす方法は「関節包内矯正《かんせつほうないきょうせい》」といって、私の治療院では、その技術を習得している施術者が行っています。しかし、一般の人ができないわけではありません。実は、我が治療院には遠方からの患者さんもたくさんいらっしゃるので、頻繁に通ってもらうのが申し訳ないという事情があります。

そこで、何とか、この引っかかりをはずす「関節包内矯正」を自分で行う方法がないかと考えたのが、テニスボールを使ってのストレッチなのです。要は、施術者にやってもら

テニスボールを使った膝関節包内矯正

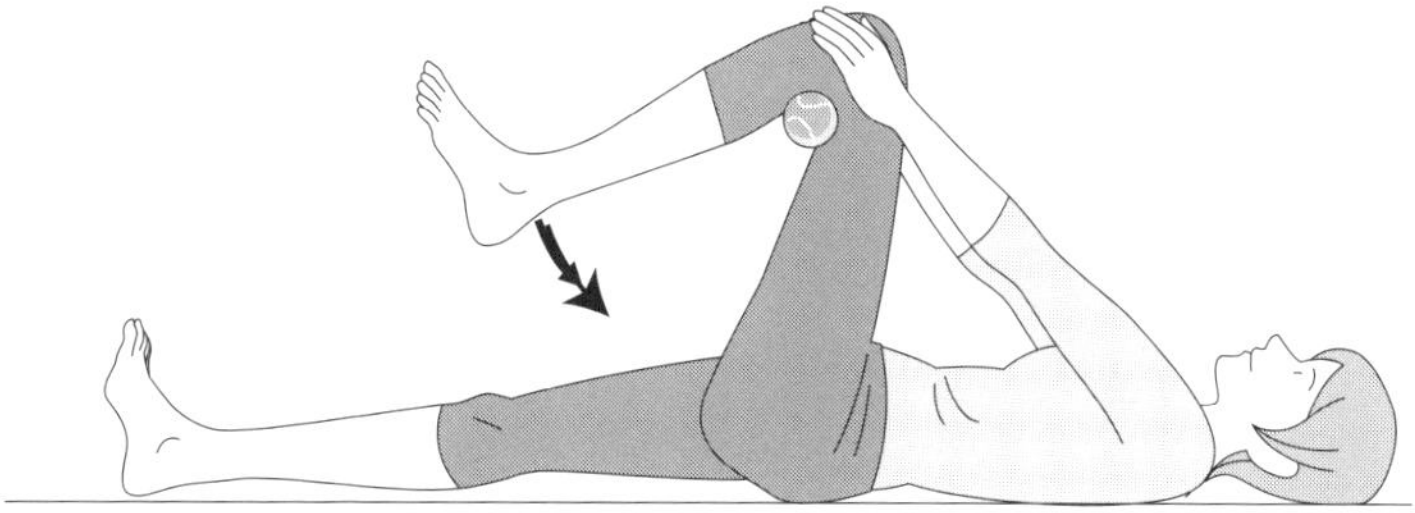

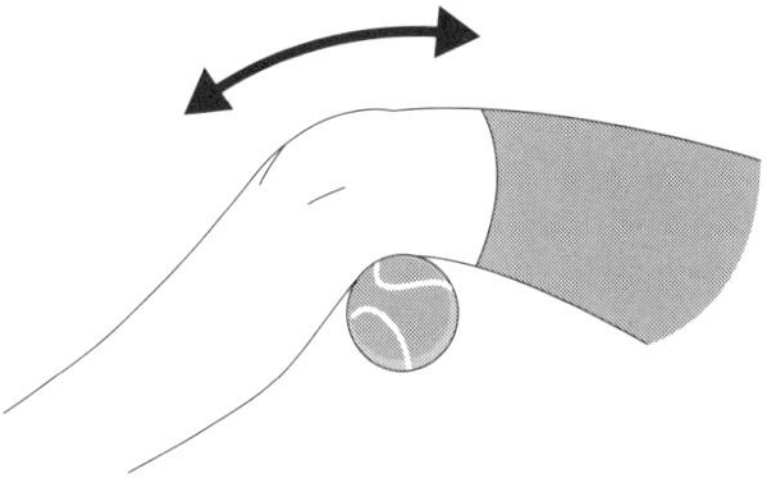

膝の裏にテニスボールを深く入れ、両手で膝の下を持ち、ゆっくり体に近づけるようにして膝を曲げていく。30秒間キープして元に戻す。左右各1回ずつ。

う（他動的）か、自分で行う（自動的）かの違いです。プロが行う場合は確実に効果が上がるというメリットがありますが、**自分で行う場合は、毎日できるという、また違ったメリットが得られます。**

そして、重要なのは、テニスボールを使うと、「引っかかりをはずそう」とか、「伸ばしながら曲げなくてはいけない」といった難しいことを考えなくても、自然に、ちょうどいい具合に、伸ばしながら曲げることができるという点です。

このストレッチは、膝に痛みがなくても、少しでも違和感があるなら予防策として取り入れることをお勧めします。

まず、硬式のテニスボールを1個用意してください。そして、床や畳の上など、平らなところに仰向けに寝て、膝にテニスボールをはさみ、その足を両手で持って、体のほうにグーッと近づけます。

イメージとしては、テニスボールを押しつぶすように意識しながら、ジワーッと膝を曲げていく感じです。すると、「少し痛いけど、気持ちいい」という感覚になるので、そこで30秒間キープして、元に戻します。

回数は、左右各1回ずつ行えば終了。あっけなさすぎると思ったら、一日3回までなら行ってもOKです。これは、関節内の引っかかりをはずす矯正法なので、筋肉ストレッチのように何回も繰り返し行うほど効果が出るというわけではないからです。

つまり、1回行っただけでも、引っかかりがはずれれば、すぐに効果が出るということ。もしくは、膝を引き伸ばすことにより、いつも骨があたっている痛いポジションが少しずれて、痛みがスッと消えるということもあります。実際に、50～60代で、変形性膝関節症といわれている方が、このストレッチをしただけで、「あ、もう痛みがなくなっちゃいました」とおっしゃるケースもたくさんあるのです。

いずれにしても、膝関節は、自分の行動パターンや生活習慣によって、自分なりのクセにこり固まってしまっています。テニスボールを使うことで、うまく伸ばしながら曲げると、そのクセを取り除くことができるのです。

そして、膝のストレッチ（実際は関節包内矯正）と、ぜひ一緒に行っていただきたいのが、腰の関節包内矯正です。「ぜひ」と言わなくても、膝が痛い方はたいがい腰痛持ちでもあるので、腰の矯正の必要性も感じていることでしょう。

腰の矯正を行うには、硬式のテニスボール2個が必要です。この2個はガムテープでつなげるので、膝用に1個、腰用に2個を用意してください。

まず、テニスボール2個をくっつけて並べ、その上にガムテープを貼って固定します。

次に、腰にある仙腸関節を探します。お尻の割れ目の真上にある骨が尾骨です（腰からつながった骨のいちばん下にあります)。その尾骨にこぶしをあてた、その上の左右に仙腸関節があります。

仙腸関節の場所がわかったら、床か畳の上に仰向けに、まくらをはずして寝ましょう。そして、仙腸関節の場所につなげたテニスボールをあてて、全身の力を抜き、1分から3分ぐらい、そのままの姿勢をキープします。

少し痛いけれど、気持ちいいという感覚がじんわりと広がってくるでしょう。仙腸関節の引っかかりがはずれると、腸骨が広がって、仙骨が自由に動けるようになるので、腰がちょうどよく反ってきます。すると、腰痛の予防や改善になるだけでなく、膝の関節も伸びやすくなるのです。

この矯正もたくさん行えば効果があるというわけではありません。これを一日1回か、朝と晩の2回行えばOKです。

テニスボールを使った仙腸関節包内矯正

1

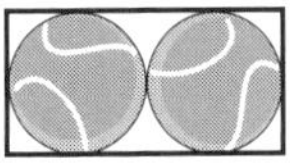

テニスボール2個を
ガムテープでつなげる。

2

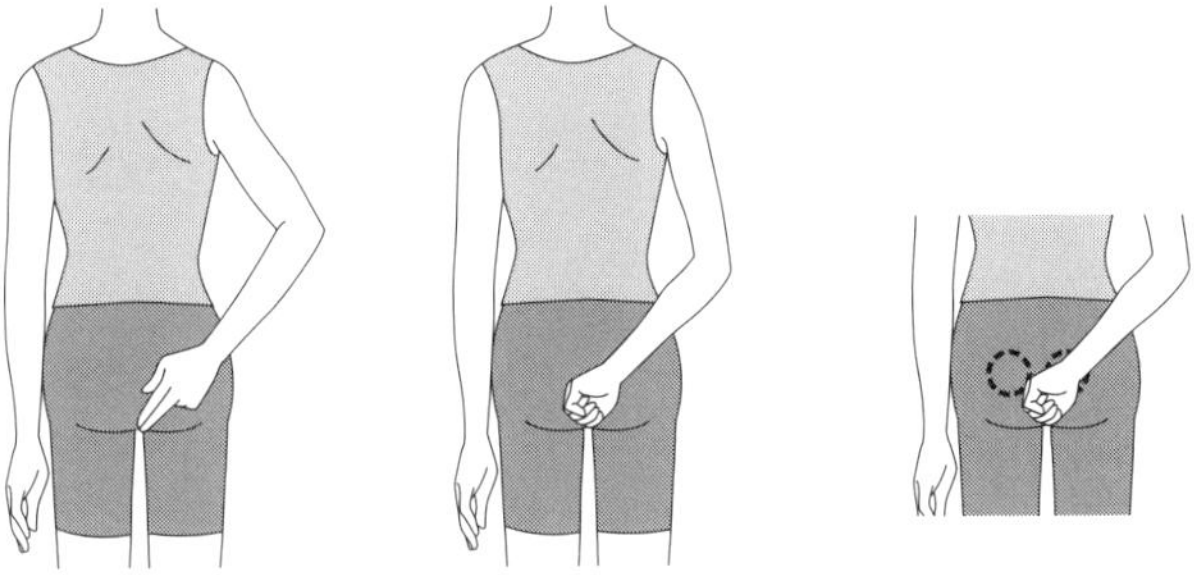

仙腸関節を探す。まず、尾骨を探し（肛門のほんの少し上にある）、
尾骨の上にこぶしをあてる。その上の左右に仙腸関節がある。

3

仙腸関節の場所がわかったら、仙腸関節にテニスボールがあたるようにして、あお向けに寝る。

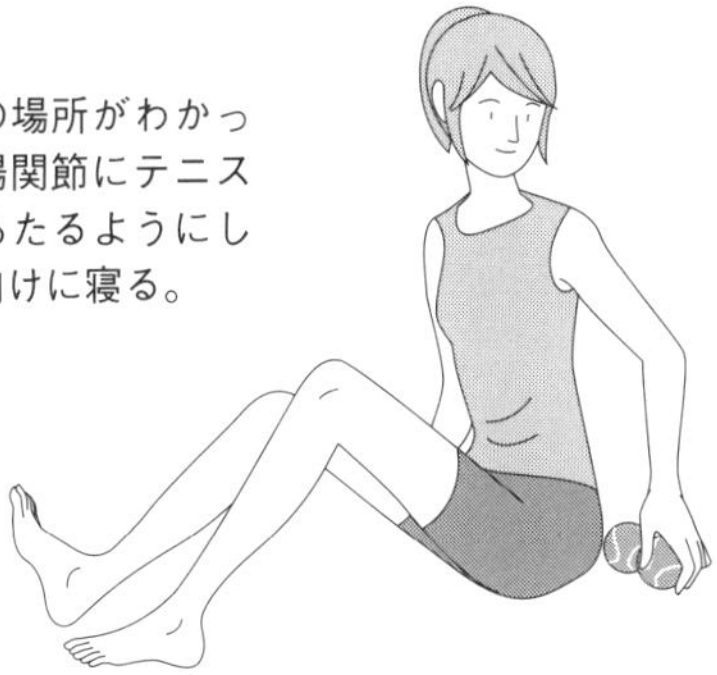

4

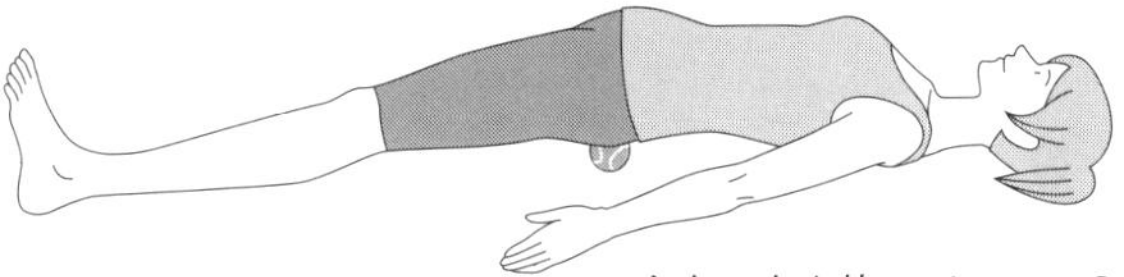

全身の力を抜いて、1～3分ぐらいキープ。一日1回行えばOK。

膝痛に効く「30分以内の正座」の勧め

膝痛を解消する最後のハウツーは、「正座」です。

というと、「もうすでに、膝が固まっていて正座はできない」という方もいるでしょう。また、「何とか正座はできるけれど、椅子の生活なので正座をする必要がない」という方もいるでしょう。

確かに、現代の私たちの生活はすっかり洋式になっていて、どこに行っても椅子だったり、和風のレストランでも掘りごたつ形式になっていたりして、正座をする機会がほとんどなくなってしまいました。

しかし、膝の可動域を健康な状態でキープするためには、ぜひ、一日に1回、10分くらいの短い時間でいいので、正座を生活の中に取り入れてほしいと思います。

正座は、膝を最大限の180度に折り曲げる「完全屈曲」を必要とする座り方です。

正座というと、日本では礼儀作法のひとつとして捉えられていますが、健康面から見れば、完全屈曲という膝の最大限の可動域をキープしつづけるための健康法のひとつといえます。

ただし、完全屈曲であるがゆえに、長時間の正座は足の血流を悪くして、しびれを起こしたり、足がつったりすることもあります。だから、長時間の正座は、健康面から見れば逆効果です。**一日に10分から、長くて30分くらいの正座ができるように取り入れていくといいでしょう。**

すでに、正座が無理であったり、大変だという方は、入浴中の膝の曲げ伸ばしストレッチのあとに、お湯の中で正座もしくは正座もどきをするのもお勧めです。体が温まっていて、なおかつ、ストレッチで動きをスムーズにしたあとなので、とても行いやすいのです。

また、正座という形をとると、自然に背すじをピンと伸ばさずにはいられません。**膝がきちんと固定されると、前かがみにはなりづらいので、どうしても姿勢がよくなるのです。これは、「重心を自分が思っているよりも後ろに置く」ということのいい勉強に**

なります。一日に1回は、正座をして、重心の位置を確認することも、膝の健康のためにはとても大事なことです。

第3章のまとめ

・膝痛の解消には、膝伸ばしウォーキングを一日5分でいいので行う。
・ウォーキングの途中や最後に、関節イキイキ体操を行う。
・入浴中に、膝の曲げ伸ばしを行う。
・テニスボールを使って、膝を伸ばしながら曲げるストレッチを行う。
・一日10～30分以内の正座をする。

第４章　毎日の生活習慣を変えるＱ＆Ａ

Q ウォーキングは通勤や犬の散歩のときにしてもいいですか？

通勤をしている方にとっては、そのついでに歩くのが、毎日サボることなく続けられるので、いちばん都合がいいといわれます。しかし、**膝伸ばしウォーキングに関しては、通勤以外の時間に、5分でもいいので、ウォーキングだけに集中する時間をつくっていただきたい**のです。

というのも、ひとつには、**荷物を持たずに歩くことが大事だからです。**通勤では、たいがいカバンやショルダーバッグなどを持っているでしょう。しかも、左右のどちらかだけに荷物を持って歩くというのは、左右のバランスをさらに崩してしまうことになるので、膝伸ばしウォーキングには向きません。

もうひとつは、**通勤では時間を、犬の散歩ではワンちゃんを気にしているので、正しくウォーキングすることに集中できないからです。**また、急いでいるときは、どうしても姿勢が前かがみになってしまうので、姿勢を正すことがなかなかできません。膝や姿勢を意識して、ゆっくり、ていねいに歩くのは、通勤途中や犬の散歩などのついでではちょっと難しいのではないかと思います。

もうひとつあげるとしたら、服装に関してです。膝伸ばしウォーキングは、胸を開くようにに堂々とした姿勢を保ち、両手を大きく振って、上体をねじりながら歩くことをお勧めしています。このウォーキングを普通の服装で行うと、街中では、ちょっと変な人に見られないでしょうか？（これは私自身の経験上、普通の服装では恥ずかしいなと感じることがあります）

膝伸ばしウォーキングは、**ジャージなどの体がリラックスできる服装で、靴は、靴底がやわらかくて、クッション性のあるウォーキングシューズを履いて行うことをお勧めしています。これは、そのほうが体を動かしやすく、また、靴に関しては膝への衝撃をやわらげるという面があるからです。**

しかし、もう一方では、〝いかにもウォーキング〟という格好で行ったほうが、恥ずかしがらずに堂々と行えるというメリットもあります。

Q ウォーキングをするときの注意点、道選びは？

道選びに関しては、外に出て歩くことが最優先事項なのでどこでもかまいません。しかしあえてあげるなら、坂道がないところ、横断歩道が少ないところがいいでしょう。

坂道は上るにしても下るにしても、正しい姿勢を保つのが難しいので、平坦な道のほうがベターです。横断歩道については、せっかくウォーキングに集中して歩いているときに、プツンと途切れてしまうのがよくありません。5分くらいは横断歩道にぶつからない道を選んだほうがいいでしょう。

できれば、**平坦なまっすぐの道で、なおかつクッション性のある舗道がベスト。**川べりのウォーキングコースのように、遠くを望める景色であれば、視線をずっと先を見るように保つことができるので、姿勢を正すうえで理想的です。5～10分くらい、何も気にすることなく、ウォーキングに集中して歩ける道を自宅の近くに見つけられればいいと思います。

ただし、認知症の予防の観点からすると、いろいろな道を歩いたほうが、脳に刺激を与えることができるようです。毎日、同じコースでは飽きてしまうこともあるので、たまに違う道を歩くのも、三日坊主を防ぐいい方法です。

ウォーキングに関する注意点はあまりありませんが、帽子と冬場の寒さ対策についてあげておきましょう。ウォーキングというと、日差しよけに野球帽のような帽子をかぶる人が多いのですが、これは避けてください。なぜなら、人はツバのある帽子をかぶると、自然に下を向いてしまうのです。すると、姿勢を正すために歩いているのに、うつむき加減になり、背中が丸まってしまいます。

日差しよけであれば、帽子よりサングラスのほうがいいでしょう。冬の寒さよけであれば、ツバのないニット帽などをかぶるのがお勧めです。

寒さも背中を丸める原因になってしまうので、冬場は薄着で行うより、寒さを感じずに堂々と歩けるようしっかり着込んで行うのがポイント。首はネックウォーマーやマフラーで温めましょう。歩いているうちに暑くなったら脱げばいいのですから、しっかり寒さ対策をし、背すじをピンと伸ばして歩いてください。

Q 杖を使って歩いてもいいですか？

基本的には、私は杖を使うことをお勧めしていませんが、歩かないでじっとしているよりは、杖を使ってでもいいのでどんどん積極的に歩いてください。膝伸ばしウォーキングは、歩ける人のためだけのウォーキングではありません。膝痛がひどくて少ししか歩けない人や、杖を使わないと不安で歩けないという人のためのウォーキングでもあるのです。

膝が痛くなると、どうしても家にこもりがちで、心がどんどん内向きになってしまいます。そんな〝守り〟の気持ちを打破するためにも、外に出て、「少しの時間でもいいから歩こう」という前向きな気持ちに切り替えていただきたいと思います。

ただし、杖に頼りすぎないようにしてください。杖は、あくまでも、膝が痛いほうの足にかかる体重の負荷を軽減するためのものです。今は杖をつかないで歩くのが不安であっ

重心が崩れやすい杖歩行の工夫

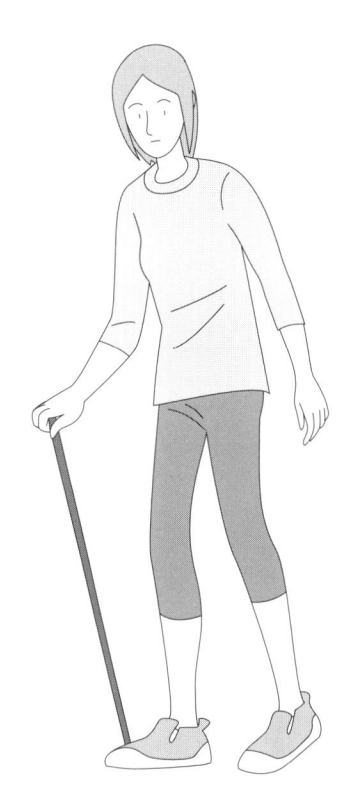

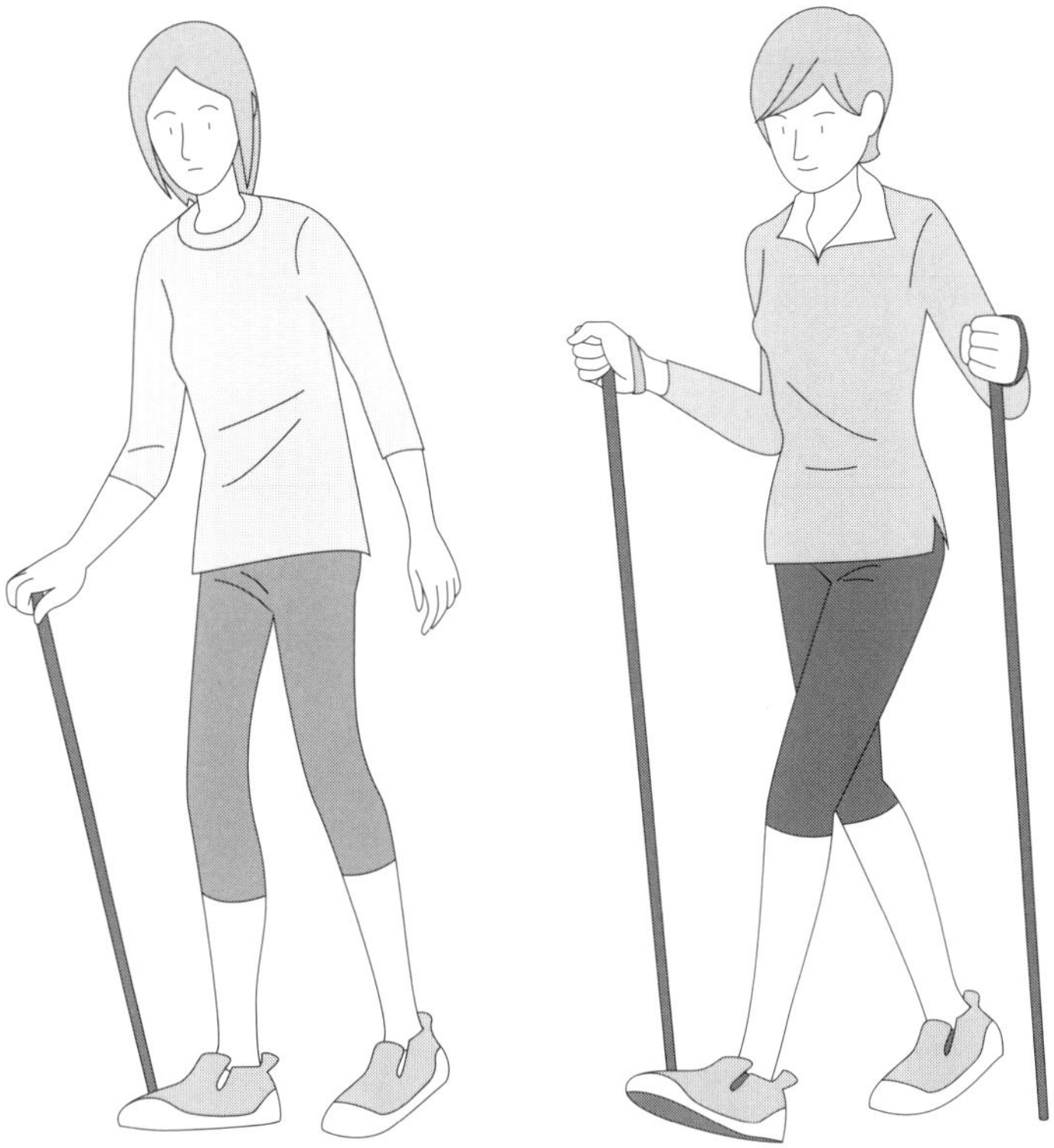

普通の杖は短いため、背中が丸まり、杖に体重をかけてしまいやすいのが難点。

ウォーキング用の長いタイプのストックを使い、姿勢を正し、体重をしっかり自分にかけて歩く。片膝に痛みがあっても、なるべく左右バランスが同じになるように意識する。

ても、「一生杖をついて歩こう」なんて思わないことです。杖を使っても、自分の足で歩くということを意識して、やがては杖を卒業することを目指しましょう。

杖については、通常の長さでは短すぎるため、歩くときにかえって背中が丸まってしまう心配があります。杖の長さは、靴を履いたとき、地面から足のつけ根ぐらいまでの長さがよいといわれていますが、私は、それでは背すじを伸ばした正しい姿勢で歩くのは難しいと考えています。

最近は、ウォーキング用ストックとか、ウォーキングポールといった名前で、両手に持つタイプの長いストックがいろいろ市販されています。これは、ウォーキング効果を上げるために開発されたスポーツ用品なので、杖とは少し違いますが、正しい姿勢で歩くためのサポートになるので利用してはいかがでしょう。

ただし、杖よりストックのほうがいいといっても、あくまでもサポート用品です。肝心なのは、多少の痛みがあっても、自分の足で歩くことです。左足が痛いからと、左足をかばっていると、今度は右足の痛みが強くなってきます。痛みがあっても、なるべく左右バランスが同じになるように意識して歩いてください。

Q 荷物の持ち方にコツはありますか？

膝伸ばしウォーキングをするときは、荷物を持たないのが基本です。しかし、通勤や買い物などで出かけるときはバッグや荷物を持ったりするので、そのときに、なるべく膝に負担がかからない荷物の持ち方をお答えします。

荷物を持つときの大原則は、なるべく体に近づけることです。たとえば、赤ちゃんを抱っこするときに両手を伸ばしていたら、生まれたての赤ちゃんでも3kgはありますから、重くてずっと抱いていることはできません。自分の体に密着させるほど、重さの負荷がかからないのです。

そこで、**荷物を持つなら、リュックに入れて背負うのがいちばんです。リュックは背中に密着した形をしており、左右差がなく、かつ、両肩にかけることで胸が自然に開くので、姿勢をよくする効果もあります。**

ショルダーバッグや手提げかばんなどは、右膝が痛いのであれば、右側で持つとさらに膝の負担が大きくなります。その場合は左肩にかけたり、左手で持つ回数を増やしましょう。ただし、ずっと左側ばかりに負担をかけ続けるのも、左右バランスを悪くしてしまうので、基本は左側で持つけれど、ときどき右側でも持つといったように調整してください。

いちばんよくないのは、右膝が痛いのに、バッグは右側で持つのが習慣だからといって、痛いほうの膝にさらなる負担をかけ続けることです。

では、スーパーなどで買い物をしたときはどうでしょう？　自分で袋に詰めるのを見ていると、ペットボトルなどの重いものと野菜などの軽いものを2つの袋に分けている人をよく見かけます。しかし、膝に負担をかけない詰め方は、重さが均等になるように2つの袋に分けるのが正解です。

ひとつの袋にまとめるより、2つの袋に均等に分けて両手で持ち、重さを分散させましょう。そのとき、体の真横で持つより、少し後ろで荷物を持つように意識すると、重心を後ろにずらすことができます。

全身の関節に負担がこない荷物の持ち方

荷物を持って歩くことは、ウォーキングとしてはお勧めできませんが、買い物ついでに、重心を後ろにずらす練習ができるというのは、いいアイデアだと思います。なるべく両肩を開くようにして持ってください。

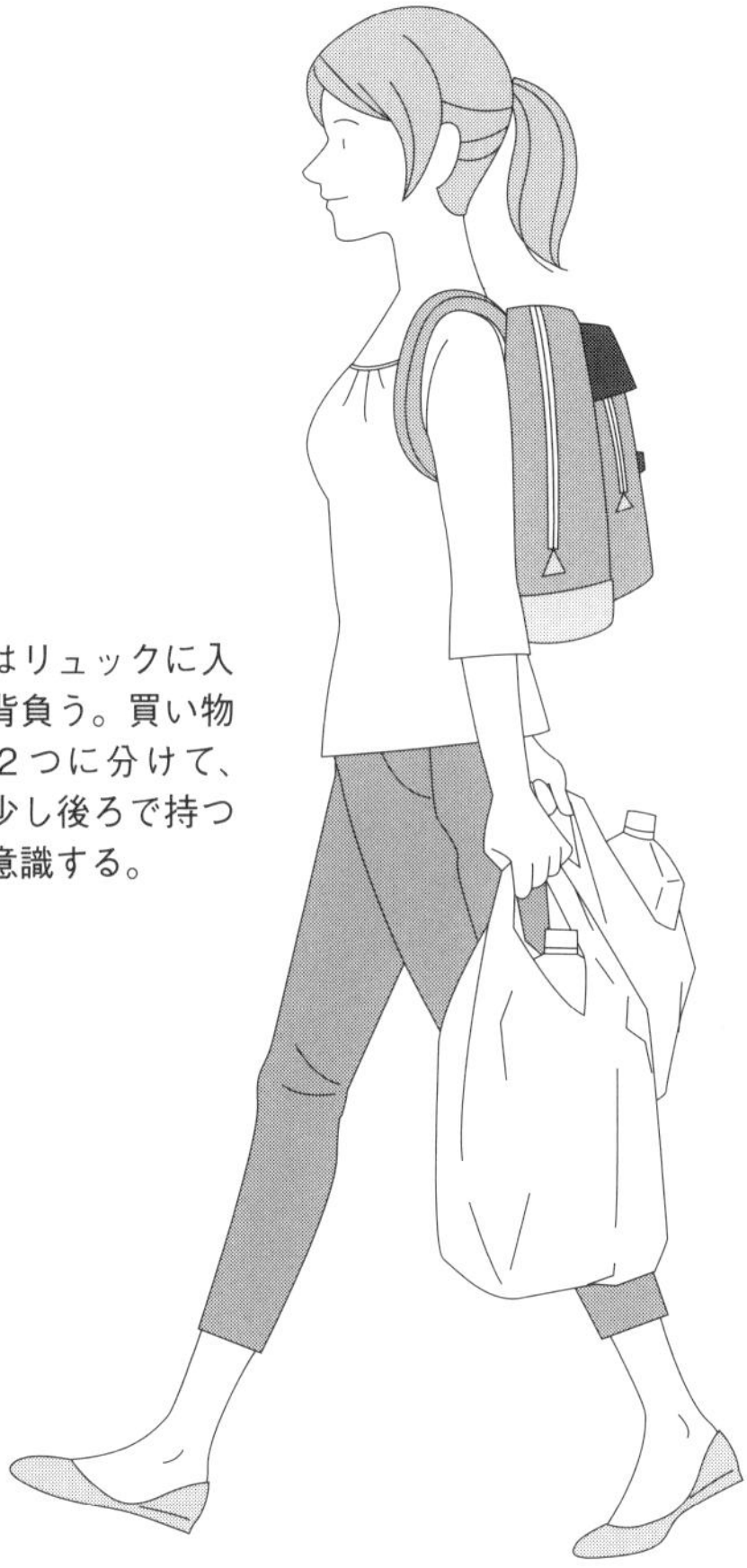

荷物はリュックに入れて背負う。買い物袋は２つに分けて、体の少し後ろで持つよう意識する。

Q ハイヒールは履いてもいいですか？

「ハイヒールは膝に悪そう」というイメージがありますが、きれいに履けるのであれば、そんなに悪くはありません。しかし、「きれいに履く」というのが難しいと思います。ハイヒールを履き慣れていないと、どうしても足が前に滑ってつんのめりそうになるので、膝を曲げて歩いてしまいます。街中で若い女性がハイヒールを履いているのを見かけると、たいがい膝を曲げて歩きづらそうにしているので、見た目もきれいではありませんし、足や膝のためにもよくありません。

ハイヒールをきれいに履くコツは、重心を後ろに持っていくことです。これは、どの靴を履いてもいえることですが、ハイヒールの場合はとくに重心が前にずれやすいので、いつも以上に強く意識することが大事です。

ハイヒールを履いて重心を後ろに置くと、自然にあごを引いて腰が反るので、膝がき

ちんと伸びて正しい姿勢になるという効果があります（ふくらはぎの筋肉が緊張するので、足がほっそり見えます）。もちろん、長時間履いていると足先が痛くなってくるでしょうから、せいぜい1時間ぐらい、たまのパーティーなどで履くのはいいもの。正しい姿勢を意識するために、ハイヒールを活用するのもいいでしょう（ちなみに、行き帰りは履きやすい靴に替えてください）。

ハイヒールの履き方

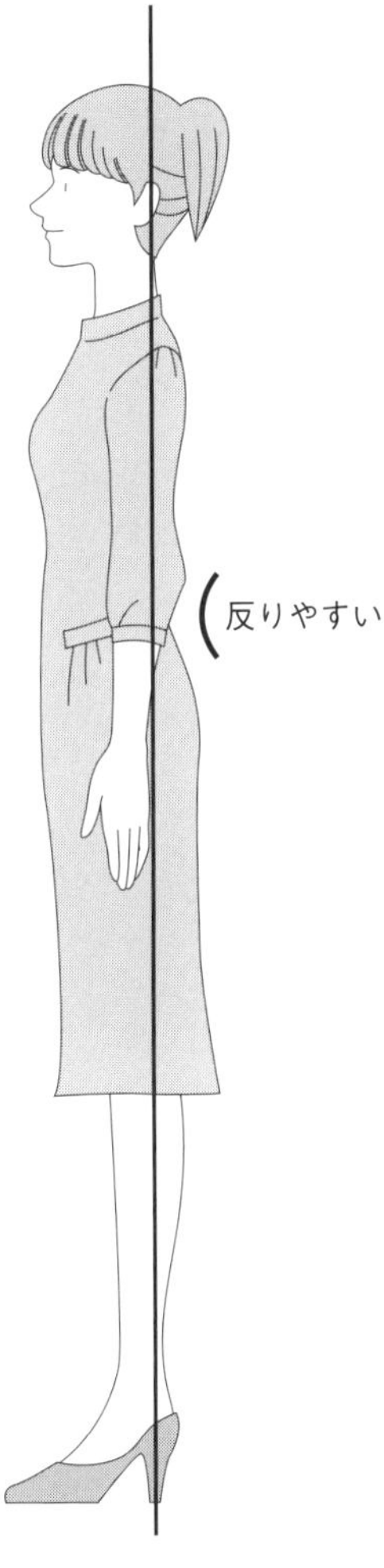

重心を後ろにかけるように意識すると、自然に腰が反り、膝が伸びて正しい姿勢をとれるという効果がある。

Q 階段を下りるときに痛みを軽減する方法は？

膝に痛みがある人にとって、階段を下りるのは痛みが伴うのでゆううつなことです。まだ痛みはそれほどでもないという人にとっても、階段を下りるときは片足立ちになる瞬間があるので、バランスを崩しそうで怖いものです。

ここでまず申し上げたいのは、「膝痛がある・ない」にかかわらず、無理に階段を使う必要はまったくないということです。

よく、運動不足の解消として、階段の上り下りがよいと勧められていますが、膝関節の健康を保つうえでは、まったく意味がありません。とくに、階段を下りるときは、膝関節に体重がかかるので、消耗品である半月板を無駄に使うことになります。エレベーターやエスカレーターがあるならどんどん利用しましょう。

どうしても階段を下りなければならないときは、つま先から下りて、ゆっくりとかか

階段を下りるときの足の使い方

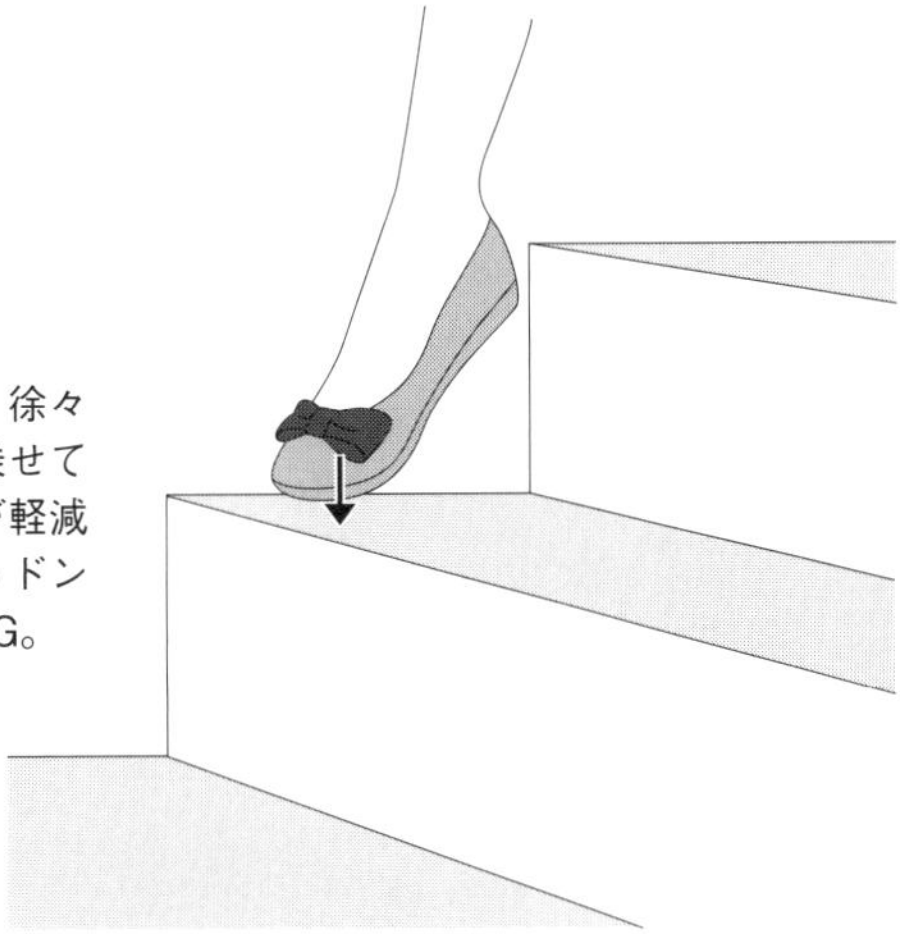

つま先から下りて、徐々にかかとに体重を乗せていくと、膝の負担が軽減される。かかとからドンドンと下りるのはNG。

とに体重を乗せていくように下ります。これが、膝にかかる体重のショックをやわらげる下り方です。かかとからドンドンと下りていくのは、いちばん膝に負担がかかるのでやめましょう。

ちなみに、階段を上るのは、膝関節への負荷は少ないので気にしなくて大丈夫です。しかし、がんばって上る必要もとくにはありません。

Q デスクワークが長いのは膝痛によくないですか？

デスクワークが長いから膝痛が起こるかというと、直接的な関係はありません。しかし、デスクワークという座りっぱなしの生活が習慣になっていて、運動不足に陥っているのであれば、それが太ももの筋肉（内側広筋）を衰えさせ、膝が曲がる悪い姿勢の原因になるといえます。つまり、間接的な関係はあるということです。

ですから、デスクワークが長い生活を送っているのであれば、ひとつは、できるだけ歩く時間をつくることです。通勤時間に歩くだけでなく、歩くことに集中する膝伸ばしウォーキングを毎日5分でいいので行ってみてください。

あとは、座りっぱなしでいないことです。**30分〜1時間に1回は立ち上がって、その場で立ったり座ったりする膝の屈伸をしましょう。立ち上がったら、背すじを伸ばし、**

簡単にできる膝の屈伸運動

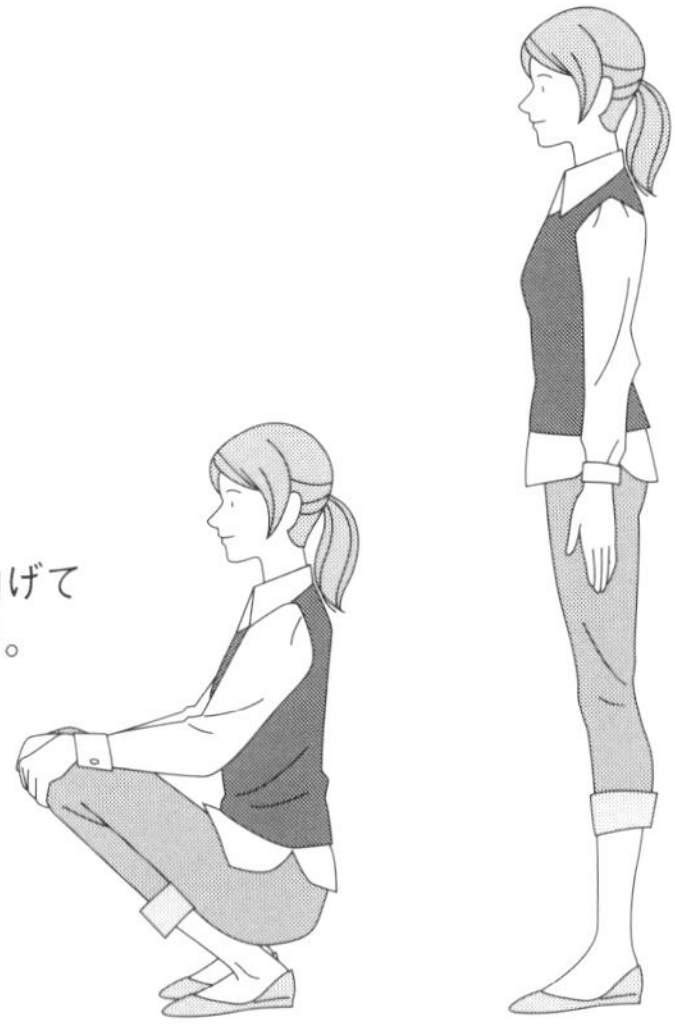
膝を完全に曲げて
しゃがみ込む。
背すじと膝をピン
と伸ばして立つ。

膝の裏に力を入れるようにして膝をピンと伸ばします。座るときは、膝を完全に曲げてしゃがみ込みます。この「立つ」「座る」をゆっくりでいいので、何回か繰り返しましょう。

するとふくらはぎの筋肉が刺激されるので、「筋ポンプ効果」が働いて、膝関節の血流がよくなり、膝の痛みだけでなく、足のむくみの解消にもなります。

ちなみに、立ちっぱなしの仕事は、足腰をしっかり使っているから血流がいいかというとそんなことはありません。同じ姿勢を取りつづけていると、膝痛の原因になりますし、むくみも出てくるでしょう。同じように、30分〜1時間おきに、「膝を伸ばして立つ」「座る」の屈伸運動を取り入れてください。

ここで、膝に痛みのある方は腰痛をもっている場合も非常に多いので、腰に負担のかからない座り方についてお伝えしておきましょう。

ふだん、仙腸関節を意識することなどないと思いますが、腰痛や膝痛の予防には、座るときに、仙腸関節（＝骨盤）を立たせるようにするといいのです。**仙腸関節を立たせるというのは、具体的には、椅子の背もたれにお尻と腰をあて、背中を背もたれにつけて座ることです。すると、腰、背すじ、首がまっすぐ伸びるので、姿勢がよくなり、長時間座っていても疲れません。**

悪い座り方というのは、仙腸関節が倒れて、背中が丸まった座り方で、お尻が背もたれから離れています。たいがいの人はこちらの座り方をしていますが、一見楽に見えて、実は腰（＝腰椎や椎間板）を非常に圧迫しているので、腰痛の原因になってしまうのです。

また、足を組んで座る人をよく見かけますが、膝が痛いほうの足を下にして組むと、より血流が悪くなってしまいます。無意識に足を組まないように注意しましょう。

正しい座り方、悪い座り方

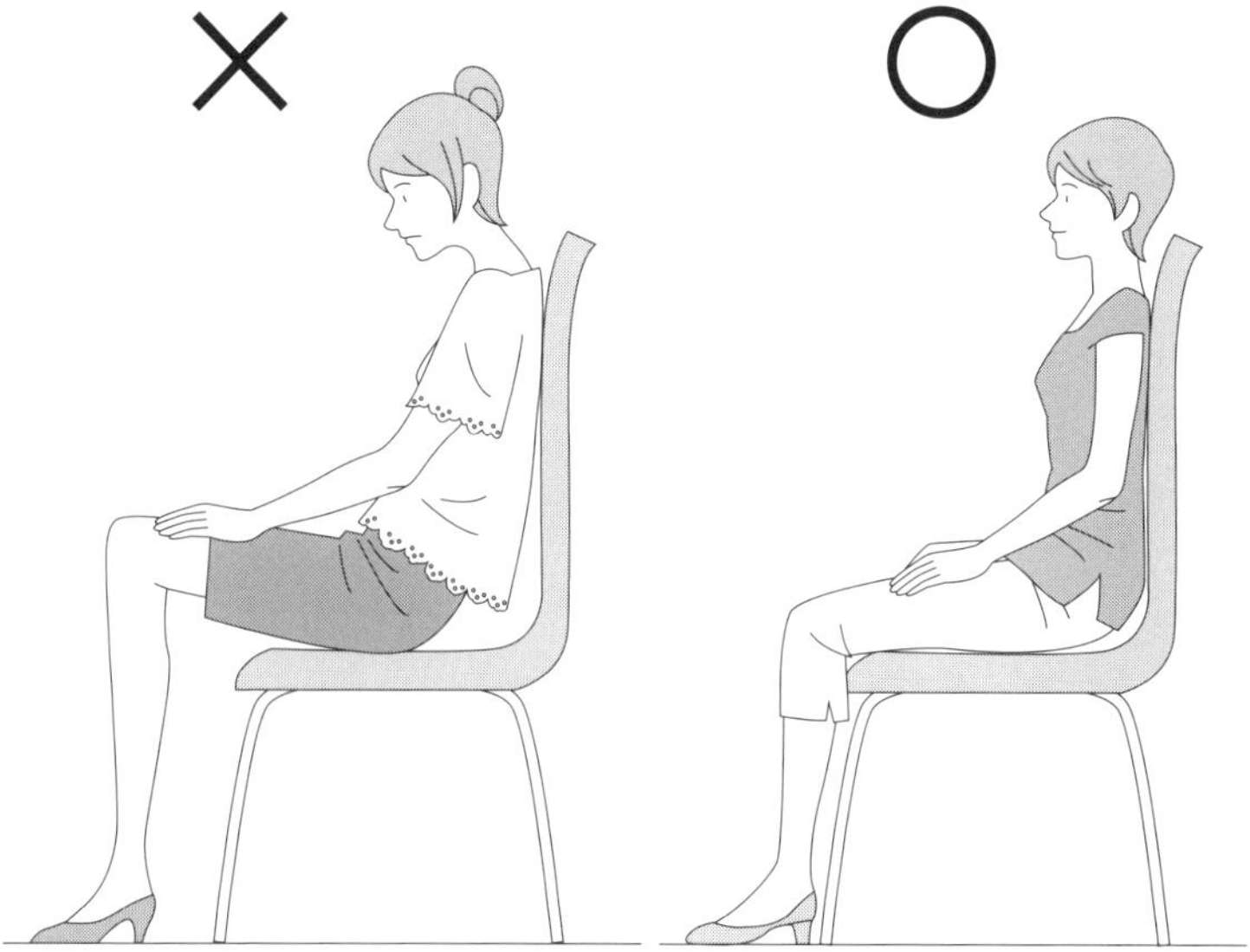

背中や腰が丸まって、仙腸関節が倒れているので、腰痛の原因になる。また、椅子が低すぎると、膝の曲がり方が鋭角になるため、膝関節の負担になる。

椅子にお尻と腰をあて、背中も背もたれにつけて座る。すると姿勢がよくなり、仙腸関節が立つので、腰に負担がかからない。

Q 片方の膝が痛いときの歩き方のコツは？

「まだ、片方の膝だけ痛い」「痛みはないが、片方の膝に違和感がある」という方、もしくは「両方の膝に痛みがあるが、片方の膝がとくに痛む」という方がいるでしょう。そんな場合は、膝伸ばしウォーキングをするときでも、普通に歩くときでも、痛いほうの足の肩を後ろに引くように意識することをお勧めします。

先に痛くなるほうの足は、その人にとっての軸足であることが多いのです。たとえば、右足が軸足の場合、背中が丸まって姿勢が悪くなると、右肩のほうがより前に出てきます。すると、右斜め前に体重が乗るので、右膝が痛くなってしまいます。

この悪い習慣を解消するには、歩くときに、痛いほうの足の肩を、意識して後ろに引くようにするといいのです。すると、自然に重心を後ろに戻すことができ、左右のバランスがちょうどよくとれるのです。

上から見た体の左右バランスと重心

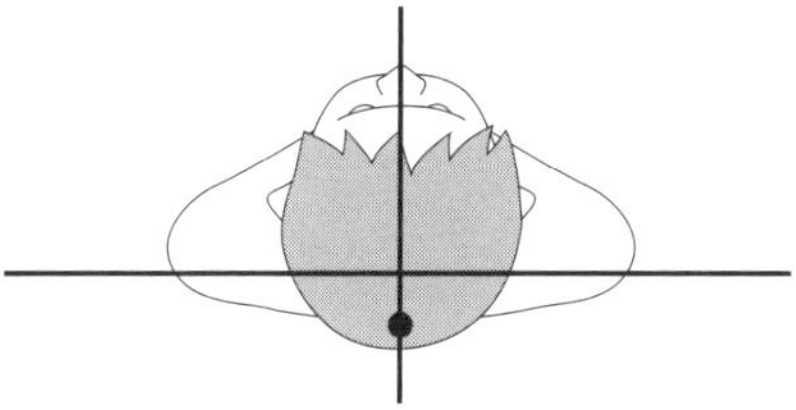

正しいバランス

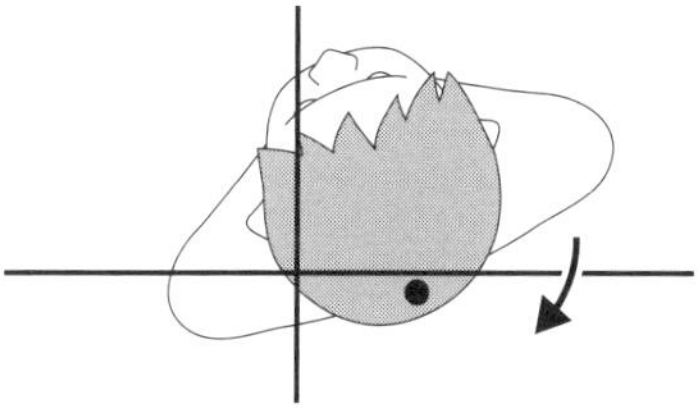

右足が軸足の人は、右肩が前に出ているため、右足に体重が乗ってしまい、右膝が痛みやすい。右足が痛い人は、右肩を後ろに引くように意識して歩くと、左右のバランスがとれ、重心のズレも直せる。

この歩き方は、まだ膝に痛みがないという方の予防にも効果的です。自分の軸足がどちらかを調べるには、靴底の減り方を見てください。多く減っているほうが、軸足です。もしくは、足の裏のタコを見てもいいでしょう。タコが硬く大きくできているほうが軸足です。軸足がわかったら、そちらに体重を乗せすぎないように、常に後ろに肩を大きく引くことを意識して歩きましょう。

ちなみに、タコが足の前のほうにできている人は、重心が前にずれている可能性があります。フラットな靴を履いているのに、足の前のほうにタコがあるのは、膝が曲がっているのが原因です。重心を後ろにかけ、膝を伸ばして歩くよう意識してください。

Q 自転車や水中ウォーキングは膝痛に効果がある？

膝の痛み解消にウォーキングがいいとお話しすると、「自転車もいいですか？」と聞かれることがあります。自転車ブームなので自転車が好きという方、スポーツジムで自転車こぎをしているという方、高齢者でもずっと自転車に乗り慣れているので、歩くより自転車のほうが楽という方など、その理由はいろいろです。

確かに、足腰を使ったトレーニングという意味では、ウォーキングの代わりにサイクリングでもいいでしょう。しかし、自転車は、膝は使いますが、足首をあまり使いません。もうひとつ、重心の位置がわかりづらいというデメリットがあります。

この2つの点から、私は、膝痛の解消のために体を動かすなら、「ぜひ、ウォーキングのほうがお勧めです」とお答えしています。

足首を動かす点についてはあとで詳しく述べますが、足首を動かすと膝や足全体の血流がよくなり、さらに、全身の血流までよくなるという効果があります。歩くだけで、このような全身効果も得られるのなら、やはり歩いたほうがお得です。

また、重心の位置を正すことは、姿勢の矯正にとても役立ちます。自転車は運動としては優れているかもしれませんが、姿勢の矯正という観点から見ると、やはり歩くことには敵いません。

もうひとつ、「ウォーキングなら、水中ウォーキングでもいいですか?」という質問もよくされます。これは、プールで歩くことが好きで、長年の習慣になっている方が多いからでしょう。水中を歩くのは体重という負荷がなくなるので、膝痛がある人にとって、痛みなく歩ける効果があるといわれています。

しかし、私個人としては、**プールの水温は高くても33℃なので、人の体温からすると低く、水中を歩くのは、体を冷やすことにつながると考えます。**膝痛の場合は、もともと血液循環が悪くなっているため、ほとんどの人が冷え症です。だから、「体は冷やさない」ということが鉄則です。また、自転車と同じく、足首を使わない、重心がわかりづらく、水に抵抗して前かがみになりやすいという点でもあまり効果はないと考えています。

Q 運動で鍛えているのに、膝が痛いのですが……

健康に対する意識が高く、ジョギングやランニングを日課にしていたり、スポーツジムで筋トレに励んだりしている方が本当に増えています。しかし、それでも、膝が痛いという人が同じようにたくさんいるのです。

「こんなに鍛えているのに、膝が痛いんです」という相談をよく受けます。そんなとき私は、「まずは、運動の量を少し抑えてみましょう」「歩くだけというレベルに、運動量を下げてみたらいかがでしょう」とお答えしています。

前に述べたように、**筋肉量が多いからといって膝の痛みと無縁でいられるわけではありません。むしろ、筋肉を鍛えているプロのスポーツ選手やダンサーの中に、膝の故障や痛みに悩んでいる方がたくさんいます。**また、膝痛の患者さんから、「筋肉を鍛えて痛みがなくなりました」という声を聞いたこともありません。

運動に関していえば、ジョギングやランニングのように、飛び跳ねる運動は、膝関節に負担を与えるので、半月板を早くすり減らしてしまうことになります。

野球のイチロー選手は、階段を下りないことで知られています。それは、半月板は消耗品であることを熟知しているゆえ、本職の野球以外では、階段を下りるということで無駄に半月板を擦り減らしたくないからだそうです。それほど、膝を大事に守っていることの表れです。

ですから、**一般の方がスポーツをする場合は、もし、膝の健康のためを考えているのであれば、ジョギングやランニングはリスクが高いスポーツであると心得ましょう。膝のためであれば、歩くのがいちばんリスクが少なく、効果が上がる運動といえます。**

マラソンをがんばりすぎて膝を傷めるケースはけっこう多いのですが、歩きすぎて膝が痛くなるケースはあまりありません。運動をしているのに、膝が痛いという場合は、まずは運動量を減らし、歩くといった膝に負担をかけないものに切り替えてみることをお勧めします。

Q スポーツを始めるときに注意することは？

中高年になって、「よし、健康のために運動を始めよう」といって一念発起で運動を始め、膝を痛めてしまう人はけっこう多いものです。

マラソンブームが続いているせいか、東京マラソンなどを目指して、いきなり走りすぎる人、スポーツジムに通い始め、エアロビクスのように飛び跳ねる運動に熱中してしまう人、山登りを始める人などなど——。

以前、整形外科のドクターに聞いた話によると、スポーツというのは一般の人が考えている以上に、膝の関節にとって（また、腰などほかの関節にとっても）ハイリスクで、一種の〝遊び〟であるということです。つまり、スポーツは健康のためにいいからするというより、趣味として捉えたほうがいいということです。

スポーツを始めるときは、一気に上達しようとがんばりすぎず、徐々に、ゆっくりレベルアップしていくことが大切です。誰でも、最初はおもしろいので夢中になってのめり込みがちですが、膝の健康を考えて、最初こそ、ゆっくりゆっくりゆっくりやりましょう。

昔、スポーツをしていた方は、つい自分の体力を過信してしまい、一気に昔のレベルまで持っていこうとがんばりがちなので、ブレーキを踏みつつ、再スタートしたほうが膝への負担がありません。若いときからずっとスポーツを続けている場合は、年齢に応じて、運動量を減らすという調節がうまくいくようです。再スタートを切る場合は、ついつい力が入りすぎる嫌いがあるので気をつけてください。

何度もいうようですが、膝の健康を考えたら歩くことがいちばんで、ローリスク・ハイリターンです。

また、筋肉に関していえば、ふだんの生活で、買い物や通勤など、必要に応じて歩けるだけの足腰の筋力があれば、それで十分です。とくに筋肉トレーニングをする必要はありません。

Q 太っているから膝が痛いのでしょうか？

膝にかかる体重の負担はそうとうなものです。ただ立っているのであれば、60kgの体重の人は、膝に60kgの負荷をかけていることになりますが、私たちは膝を曲げたり、歩いたり、階段を下りるときに片足立ちになったり、走ったりと、日常生活の中で、いろいろな動きをしています。

そのとき、膝にかかる負担は、体重の3〜8倍といわれています。膝の負担を考えると、太っているのであれば、体重は落としたほうがいいでしょう。2kgのダイエットでも、6〜16kgの負担が減るわけですから、膝の痛み方が変わると思います。

しかし、長年、膝痛の患者さんと接してきた経験からいうと、「病院へ行くと、ダイエットしなさいと言われるからどうも……」「だから行きたくない」という方がけっこうおられます。**体重を落とすことと、膝の治療やセルフケアを始めることと、どちらが大事かといえば、とりあえずは後者でしょう。**

だから、私の治療院では「体重は落としたほうがいいかもしれないですね」と遠回しに伝えるようにしています。それというのも、**我が治療院の方針は、膝伸ばしウォーキングを中心としたセルフケアをいちばんに勧めているからです。「ウォーキングを始めて、慣れてきたらダイエットのことも考えてください」というスタンスをとっています。**ウォーキングが習慣になると、必ず、標準体重まで体重が落ちてくるようです。

実際に、膝痛の患者さんがみなさん太っているかというと、そんなことはありません。やせている方でも、膝の痛みがひどく、変形性膝関節症が重度という場合が多々あります。太っているから膝の痛みが必ず出るというわけではありません。

しかし、太っているのであれば、膝への負担は体重の多いぶんだけ増えるというのは事実ですので、ダイエットを考えていただきたいと思います。

Q サポーターや包帯をしていると楽なのですが……

「サポーターをつけると階段の上り下りが楽になるので、いつもつけていますが、いいでしょうか？」という質問もよく受けます。膝の痛みを訴える患者さんで、サポーターを常用しているケースはかなり見られます。

サポーターを使うと膝痛が楽になる理由は、ひとつは、痛いところを少し押さえるからです。これは、誰でも経験があることだと思いますが、痛みを感じるところを、手で押さえて少し圧迫すると、その間、痛みが軽減されるのです。サポーターはこの役割を果たしています。

もうひとつは、サポーターをつけると、膝が伸びた状態に固定されるからです。サポーターは伸縮性があるので、足をまったく使えないわけではなく、歩いたり、階段の上り下りができたりするけれど、しかし、痛みのある膝をあまり曲げないように固定できます。

日常生活ができて、痛みが軽減できるというわけです。

私は、**サポーターをつけることで「安静にしていよう」という守りの気持ちになってしまうなら、つけないほうがいいと思っています。しかし、つけることによって歩きやすくなるならつけて、どんどん歩いてください。歩くことが痛みの改善にとって最も大事なことなので、つけて歩けるなら、歩くほうを選んだほうがいいと思います。**

ただ、「つけていないと不安」「気がすまない」など、サポーターに依存しすぎないように気をつけることも大事です。調子が悪いときはつけるけれど、調子がいいときはつけないで歩くといった調節ができるくらいの使い方をしましょう。

包帯もサポーターと同じです。包帯も巻くことによって膝を少し圧迫するため、痛みが楽になります。あまりきつく巻くとうっ血するので、巻くときは、若干、圧迫するという程度にしてください。サポーターと同じで、痛みの強い日や膝が腫れている日は巻く、調子がいいときは巻かないといった調節をして、包帯に依存しすぎないようにすることが、包帯をうまく使うコツです。

Q 湿布剤を使ってもいいですか？

サポーターや包帯同様、湿布剤を使っている患者さんもたくさんいます。湿布剤にはいろいろな種類があり、インドメタシンなどの痛み止め薬剤が入っているもの、温湿布、冷湿布などがあげられます。

こうした湿布剤を使っていいかどうかについて一言でいえば、「使っても問題はないけれど、膝の痛みを解消する効果はあまりない」ということです。

湿布剤を貼って、皮膚から薬剤が浸透する効果というのは限度があって、浅いところまでしか浸透しません。たとえば、痛み止めの薬剤が配合された湿布剤を貼っても、一時的な効果はありますが、それで痛みの解消まではできません。だから、毎日貼りつづけなければならない対症療法というわけです。

湿布剤を使うことに問題はありませんが、それで痛みを一時的に抑えながら、根本的

な治療であるウォーキングや膝の曲げ伸ばしなどのストレッチを並行して行うことが大事です。サポーターや包帯同様、湿布剤に頼りきって、運動も何もしないという生活では、痛みの根本的な改善は見込めません。

冷湿布・温湿布に関していえば、変形性膝関節症のように、慢性的にジワジワと痛くなったケースに関しては、基本、温めることが重要なので、温湿布のほうが効果的です。しかし、温湿布といっても、実際は、冷湿布に唐辛子成分のカプサイシンを配合している場合が多く、貼ってから10〜15分くらいは温かく感じますが、それ以降は、実は冷えてしまいます。だから、冷湿布・温湿布の違いは、実際にはそんなにないと考えています。

夜寝るときだけ、膝に温湿布を貼って膝を温めるという人も多いですが、いちばん膝を温めるために効果があるのは、自分が体を動かすことです。

冬場であっても、外を10分歩いて帰ってくるだけで体が温まります。次に効果があるのが入浴です。湿布剤に頼らなくても、十分に効果的に体を温めることができるのです。

Q サプリメントは効果がありますか？

膝の健康を保つために効果があるとされるサプリメントはたくさん市販されていて、実際、常用している方は非常に多いと思われます。主なものは、コンドロイチン、グルコサミン、コラーゲンなどでしょう。これらの成分は、膝の軟骨を形成するために欠かせないものなので、それをサプリメントで補うわけです。

コンドロイチンのサプリメントの開発には、私も携わっております。

コンドロイチンやグルコサミン、コラーゲンといった成分は低分子なので、口から摂取することで体内に吸収され、血液内に移行します。その先、必ず膝の軟骨に運ばれるかというと、そうはいいきれません。だから、「サプリメントを飲んでも意味がない」と考えるドクターなどもおられますが、まったく運ばれないということもないでしょう。サプリメントは飲んでいても副作用がないので、私は、あくまでも食事のサポート

剤として飲むのはいいと考えています。

ちなみに、膝といえば、関節液の成分であるヒアルロン酸が知られていますが、この成分は高分子なので、口からの摂取では体内で吸収されません。そのため、サプリメントでは効果は得られず、注射で直接、膝関節に注入する方法がとられています。

また、コンドロイチン、グルコサミン、コラーゲンといった成分は、サプリメントではなく、普通の食事からもとれます。フカヒレ、ウナギ、カマボコ、干しエビ、山イモ、納豆、オクラ、ナメコ、アンコウ、カレイ、牛スジなどの食品があげられます。

ただし、こうした食品に効果があるといっても、そればかりをこだわって摂取すると栄養バランスが崩れてしまいます。食事は、バランスよくとることが大事。そして、サプリメントは、あくまでも食事のバランスを補うもので、膝痛を予防・改善する「サポート役」であると心得てください。

根本的な治療には、姿勢を正したウォーキングや膝の曲げ伸ばしといったストレッチを行うことが大切です。

Q 低周波治療器は使っていいですか？

肩や腰のこり、痛みをやわらげるために、家庭用の低周波治療器を使っている方は多いでしょう。低周波治療器というのは、体に微弱な電流（低周波）を流すことによって、筋肉などをマッサージする機器のことです。

マッサージを受けに行くより、自宅で手軽にマッサージ効果を得られるので、利用している人がかなりいます。私自身、家庭用の低周波治療器を持っていて、「今日はちょっと疲れたな」と感じたときに使っています。

この低周波治療器は、たいがい、肩や腰などにあてるようにつくられていますが、これを膝に使ってもかまいません。私も実際に、膝に使っています。

使い方は、肩や腰と同様で、膝のとくに痛みを感じるところにパッドをあて、一日30分くらい低周波を流すと、ある程度の痛み解消効果が得られます。

これは、低周波という微弱電流をポンポンと流すことで膝関節に刺激を与えるため、それによって血流がよくなるからです。

意外な使い方かと思われるかもしれませんが、もし、ご家庭にあるのなら、膝に使うのもいいアイデアだと思います。

家庭でできる低周波治療器の膝への使用ポイント

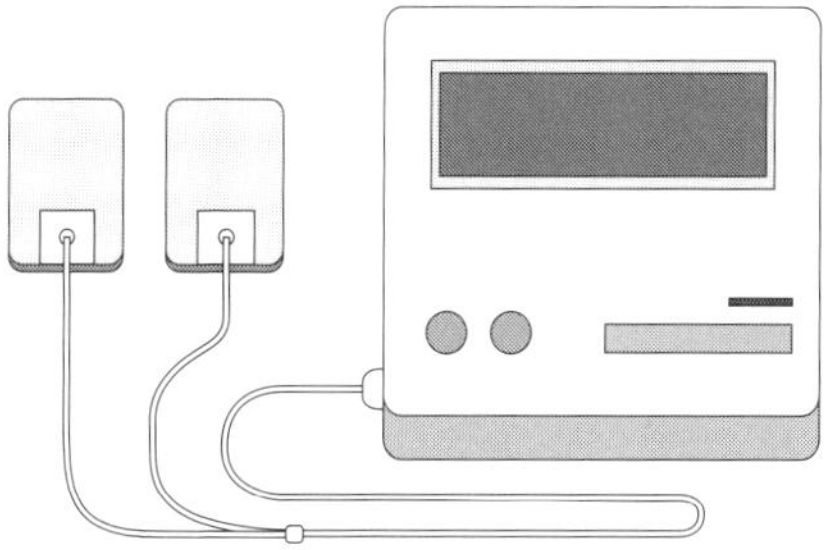

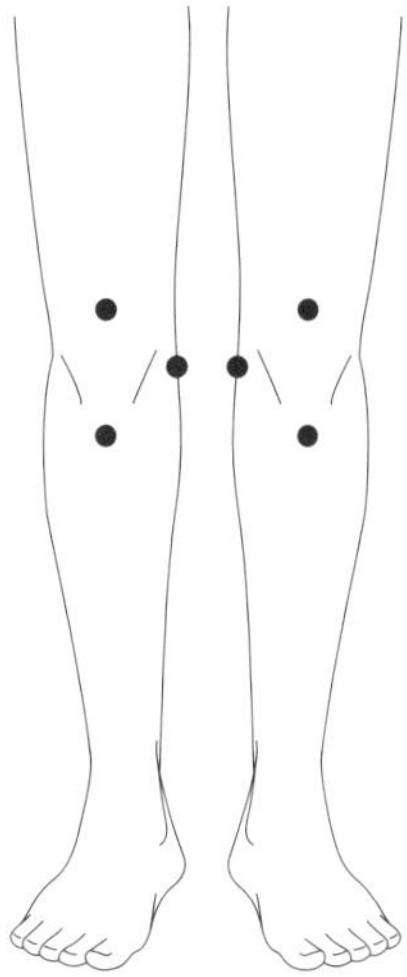

低周波治療器にはパッドが２枚ついているので、膝の痛いところにあてる。とくに、膝のお皿の上と下、膝の内側の３ヵ所は効果的なポイント。

第４章のまとめ

・ウォーキングは通勤などのついでではなく、ウォーキングに集中する時間をつくる。
・杖を使う場合は、ウォーキング用の長いものが姿勢の矯正にいい。
・荷物を持つときはリュックがお勧め。買い物袋は２つに分けて両手に持つ。
・ハイヒールは、たまに1時間ぐらい履くのも姿勢の矯正に役立つ。
・デスクワークが長いときは、途中で、膝の屈伸運動をする。

第5章

膝を伸ばすだけでアンチエイジング！

女優やモデルさんがいつまでも美しい理由

女性の方であれば、テレビや雑誌などで目にする女優さんやモデルさんは、「どうして何歳になっても、あんなに若くてきれいでいられるんだろう？」と思ったことがあるのではないでしょうか？

私の治療院には、男女年齢を問わず、たくさんの著名な方も患者さんとして来られるので、実際にお会いする機会がよくあります。そのときに痛感するのは、女優・モデルさんに限らず、俳優さんやタレントさんであっても、みなさん、ものすごく努力をされているということです。

年をとるとともに、筋力が衰えて、姿勢が悪くなっていくのは、誰でも同じです。しかし、そこで「美しい姿勢を保とう」と意識するか、「関節をやわらかく保とう」と努力するかしないか――。その違いで、何歳になっても若くいられる人と、年相応に老け

てしまう人とが分かれるのだと思います。

座り方ひとつを見ても、テレビで見かけるときと同じく、椅子に浅く座って、背すじを伸ばしている――。実は、この座り方は背筋を使うのでとても疲れるのですが、きれいな方はあえてその座り方をしています。立つときは、膝をピンと伸ばしてスッと立つ。歩くときは、全身の関節を上手に使って流れるように歩く――。

私は美容の専門家ではないので、美を追求しているわけではありませんが、こうした若さや美しさの根底にあるのは、健康な体を保つことだと思います。健康な体というのは、「正しい姿勢をとれて、関節を十分に曲げ伸ばすことができる」という一言に尽きるでしょう。

具体的には、この本で述べてきた、「膝を伸ばして歩く」ことや「膝関節のストレッチ」を行い、膝関節の可動域を保ち、すでに固まってきつつある人は、なるべくやわらかくしていくことです。女優さんやモデルさんのように努力する必要はないかもしれませんが、毎日の少しの努力が、膝のみならず、全身の健康につながります。そして、結果、いつまでも若く、美しくいられることになるでしょう。

ウォーキングによる「筋ポンプ効果」で全身が若返る

膝伸ばしウォーキングは、「膝を伸ばす」「姿勢を正す」という効果を狙ったものですが、この歩き方をしていると、もうひとつ「筋ポンプ効果」という副次効果を得られます。

膝をしっかり伸ばして歩くと、地面を蹴る力が自然に強くなるので、「第二の心臓」と呼ばれるふくらはぎの筋肉（腓腹筋《ひふくきん》）が収縮と弛緩を繰り返します。つまり、ふくらはぎの筋肉が縮んだり伸びたりするため、そこを流れる血液をポンプのように押し出すのです。

もともと、**足は心臓から遠いので血流が悪いところですが、ふくらはぎの筋ポンプ効果で血流がよくなると、膝の痛みが緩和されます。さらに、血液が上半身に押し戻されやすくなるため、全身の血流もよくなって、血糖値や血圧の安定にもつながるという医**

足首の動きで初めてふくらはぎの筋ポンプが働く

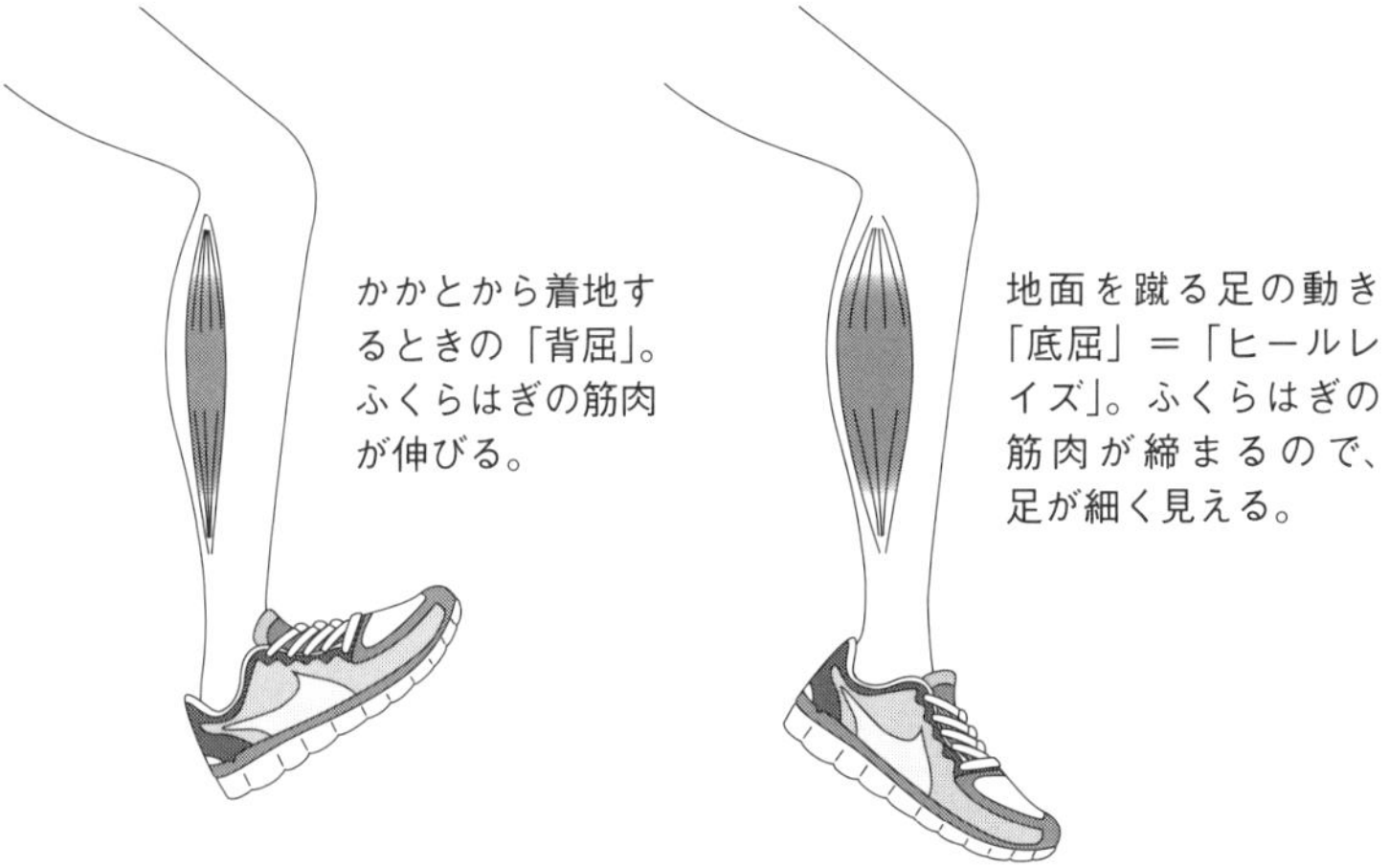

かかとから着地するときの「背屈」。ふくらはぎの筋肉が伸びる。
地面を蹴る足の動き「底屈」＝「ヒールレイズ」。ふくらはぎの筋肉が締まるので、足が細く見える。

学論文が山ほどあります。

もちろん、血流がよくなれば、足のむくみや冷え症といった慢性的な不調にも効果が上がります。

この筋ポンプ効果の鍵を握っているのは、足首の動きです。よくウォーキングをするときに「地面を力強く蹴るといい」といわれるのは、足首の動きをよくして、ふくらはぎの筋ポンプ効果を十分に働かせようという意図があります。

しかし、**地面を蹴る感覚は、靴を履いているとなかなかわかりづらいものです。膝伸ばしウォーキ**

ングは、「膝を伸ばす」という一点に集中することによって、自然に足首の動きをよくすることにつなげています。

少し専門的に説明すると、足が地面を蹴るときの足首の動きを「底屈《ていくつ》」といい、これを「ヒールレイズ」と呼んでいます。このとき、ふくらはぎの筋肉は収縮しています。次に、かかとから着地するときの足首の動きを「背屈《はいくつ》」といい、このとき、ふくらはぎは弛緩します。

つまり、歩くことによって、底屈（ヒールレイズ）と背屈が盛んに行われると、ふくらはぎの筋ポンプ効果が働いて、足や膝はもちろん、全身の血流がよくなるというわけです。

便秘が解消、ダイエット、不妊にも効果が！

歩くことによる「筋ポンプ効果」には驚くべきものがあります。

現代は、本当に便利な世の中になっているため、下手をすれば、家から一歩も出ないで、宅配などを利用して生活をすることもできてしまいます。しかし、それによって、健康にとても大切な「歩く」機会を損失していることになります。

その日に食べるものを毎日、買いに行く、日用品を買いに行く、銀行にお金をおろしに行く、友達と電話で話すだけではなく会いに行く――。こうした生活を不便だと感じるでしょうか？　確かに一面では不便かもしれませんが、反面では、人間にとって自然な生活の営みであると思います。

こうして、まめに歩くという生活を習慣づけることによって、まさに全身にいろいろな効果が現れてきます。足の血液のめぐりがよくなることはもちろん、足から戻った血液が上半身を通って心臓に返っていくため、内臓の血流も非常によくなり、内臓が活発に動くようになります。

とくに腸や子宮といった下腹部にある臓器への影響は大きく、「こまめに歩くようになったら、とたんに腸がゴロゴロと鳴って動き出し、便秘が解消した」というケースがあとを絶ちません。先日のテレビ収録の際も、スタッフの女性が「膝伸ばしウォーキングを試したら、すぐに便秘が治った」といううれしい報告をしてくれました。

また、これは私の親戚内の話ですが、関節包内矯正をして**ウォーキングを始めたところ、「妊娠できた」という報告が3件もありました。**もちろん偶然の結果という可能性もありますが、歩くことによって、骨盤内の血液循環がよくなったおかげとも考えられます。

さらに、思いがけない効果が現れたと感じるのが、ダイエットです。これは私の治療院に通ってくれる患者さんの症例をたくさん見てきた結果を私なりに把握したものですが、

ウォーキングを始めただいたい1割ぐらいの方が、体重が減ったというのです。なかには、「とくに食事を変えたわけではないのに5kg減りました」「6kg減りました」というケースもありました。

考えてみれば、それまで膝が痛くて、なるべく動かないようにしていた方が、毎日5分だけでも一生懸命歩くようになれば、それだけエネルギーが消費されるというわけです。全身の血液のめぐりがよくなると、食べたものがきちんと消化され、不要なものはどんどん排泄されていくのです。

歩くという、とてもシンプルなことを行っただけで、自然に体内のめぐりがよくなり、不調は解消され、余分な脂肪も落ちて、快適な状態になったのです。**体重ばかりでなく、高血圧、高血糖、高コレステロールといったメタボリックシンドロームの予防・改善にも効果があることがわかっています。**

あとは、ここまで読んでくださった読者のみなさんが、膝伸ばしウォーキングの効果を実感していただくだけだと思います。

おわりに

◎膝が曲がっているのは不自然だということに気づく

こんな話を聞いたことがあります。欧米人から見ると、東洋人はみな同じように見えると――。しかし、見分ける方法がひとつあって、それは、姿勢が悪くて膝が曲がっているのが日本人だというのです。

これはつくられたエピソードかもしれませんが、私個人の感想としても、街中でたくさんの人を見かけるのに、膝がスッと伸びている人や正しく歩いている人を探すのは本当に難しいと実感しています。

患者さんに、膝や姿勢についてお話しするとき、本来なら、「街中で姿勢がきれいな人を見かけたら、自分の姿勢を振り返って、膝を伸ばすよう意識してください」と話したいと考えていました。しかし、現実的にそれは無理だということに気づき、いまでは「姿勢が悪い人を見かけたら、反面教師として『自分の膝は曲がっていないか?』と、膝を意識してください」と話すようにしています。

しかし、ただ「姿勢を正してください」といっても、意外と漠然としていてピンとこないものです。姿勢というと、たいがいの方は丸まっていた背すじを伸ばしますが、膝は曲がったままになっているのです。

そこで、「膝伸ばしウォーキング」を考案しました。膝を意識しながら歩くことが、膝を伸ばすことに直結し、姿勢を正す役割を果たすのです。

まだ膝痛がない人も、ほとんどの人が常に膝を曲げた状態で生活しています。膝伸ばしウォーキングを一日1回でも行うことで、生活の中に、「膝を伸ばすチャンス」を設けてほしい、そして、膝を伸ばすことが習慣になるよう、繰り返し行ってほしいと思います。

◎ほんの少しの意識で、膝痛は必ず治る！

最後の章では、歩くことでふくらはぎの「筋ポンプ効果」が働き、膝のみならず、全身が若返って健康を保つことができるとお話ししました。しかし、ウォーキングの効果はそればかりではありません。

きちんと歩けるようになると、とても気持ちが前向きになるのです。今まで、家族に「外にごはんを食べに行こう」と誘われても、歩くのが億劫で断っていた人がいっしょに出かけるようになったり、買い物にも自分で出かけるようになったりと、小さい変化が次々と現れてくるのです。

そんな小さい変化をどんどん積み重ねてほしいと思います。気がついたら、趣味を見つけてどっぷりのめり込み、しょっちゅう外出するようになった、友達と小旅行に出かけたなどという、大きく明るい変化へつなげていただきたいと思います。

また、なかなか歩けるところまでいかないという方も、入浴中の膝の曲げ伸ばしやテニスボールでのストレッチで、小さい変化を発見して、楽しんでいただきたい。膝を伸ばす角度が変わっていくというのは、昨日まで曲がりっぱなしだった膝が、今日はスッと伸びるようになったという劇的なものではありません。

確かに、テニスボールのストレッチで、すぐに痛みが消えることはあります。しかし、膝の可動域が広がっていくというのは、2度、3度と、少しずつ伸びる角度が変わっていくということです。その小さい変化を発見して、喜びに変えていっていただきたいと思います。

ちょっと厳しい言い方かもしれませんが、膝がなかなかまっすぐ伸びないのも、痛みがあるのも、長年の生活のクセの積み重ねの結果です。その自分の生活のクセに気づけなかったということです。

ですから、治していくのも自分次第（＝セルフケアが大事）ということを肝に銘じて、少しずつでいいので、修復していってください。

今の膝の状況がどんなであっても、膝痛は必ず治ると信じています。

酒井慎太郎